JN240305

緩和ケアにおける
スピリチュアルケア入門

ファウラーの信仰発達理論を手がかりに

中井珠惠

かんよう出版

聖学院大学　窪寺俊之

　中井珠惠氏が聖学院大学研究科に提出して受理された博士学位請求論文「ジェームス・ファウラーの信仰発達理論の考察—ホスピス・緩和ケアでの臨床応用を目指して」が、このたび出版されたことを心から嬉しく思い推薦させていただきます。

　本論文は現代アメリカの宗教心理学者ジェームス・ファウラーの「信仰発達理論」を基本にして全ての人に応用できるスピリチュアルケアの道を拓いた論文である。中井氏はファウラーの主著 *Stages of Faith: The psychology of Human Development and Quest for Meaning*（1981）を丹念に読み理解して、ファウラーの信仰発達理論の構造を明らかにした。ファウラー理論の骨子は、2つの要素を持っているという。一つ神学者リチャード・ニーバーやパウル・ティリッヒの組織神学的視点であり、もう一つはエリック・エリクソンやジャン・ピアジェ、ローレンス・コールバーグなどの発達心理学の視点である。特にニーバーの説く「徹底的唯一神主義」の信仰にファウラーは注目したという。ニーバーは、全ての人が、あらゆるものを生かす根源的存在を信ずる信仰が全ての人に備わっていると考えた。そして、ファウラーはこのニーバーの考えを援用して、全ての人に備わった信仰はこの普遍的信仰に向かって成長すると考えた。

　ファウラーは，信仰とは人間が他者や世界と関わる経験すべてを意味付ける働きである定義している。このような信仰は普遍的信仰であって「あらゆるものを愛し生かす根源的存在を信じることであり、その存在を信じるものが互いに愛し生かし合う関係に参与することである」としている。

　この博士論文の背後には、中井氏の大津市民病院の緩和ケア病棟や愛知国際病院のホスピスでの体験がある。緩和ケア病棟やホスピスには終末期がん患者さんが入院されているが、そのいのちの質を高めるためにスピリチュアルケアの専門家が置かれている。中井氏は、アメリカでチャプレンとしての専門教育

を受けて、ホスピスや高齢者のケアに直接携わった専門家である。患者さんの中には宗教を持つ人もいるが、全員が信仰者ではない。宗教に無関心だったり、宗教を嫌う人もいるかもしれない。宗教に無関心でも嫌いでもホスピスの患者さんの多くは、死の不安に苛まれ、人生の意味を求めることには変わりはない。

中井氏はホスピス・緩和ケア病棟にいる患者が危機の中でもなお生や死に意味付ける道をファウラーの信仰発達理論の中に見いだしている。「意味付け」には、信頼できる価値やゆだねられる力を必要とするが、それをつくる関係を神との関係のみではなく、家庭や学校、宗教的共同体などとの関係の中にもあるとしている。ファウラーは自己と他者が同じ価値を共有する関係を三項関係と呼び、その三項関係が年齢と共に増えることでより多くの価値を受けとめられるような根源的価値を信じる信仰に成長すると考えた。

中井氏の研究課題は宗教の有無、好き嫌いに無関係に全ての人に可能なスピリチュアルケアを明らかにすることである。今回、中井氏は神学者ニーバーの普遍的信仰の理論と宗教心理学者ファウラーの信仰発達理論を用いて、全ての人に適応できるスピリチュアルケアの理論を開拓した。

中井氏はファウラーの理論を丁寧に分析しながら宗教的信仰のない人への普遍的スピリチュアルケアの道を探った努力は大変高く評価されてよい。スピリチュアルケアの新しい学問領域を開拓するために、実践の経験に照らし合わせながら、文献を丁寧に読み、思考錯誤しながら、新しい道を見出す努力をした姿勢を高く評価したい。中井氏のこのような試みの成果がかんよう出版から公刊されたことを心から喜び、推薦の言葉としたい。

はじめに

　本書の目的は、日本のホスピス・緩和ケアでなされるスピリチュアルケアにとって、信仰が不可欠であることを、20世紀の実践神学者ジェームス・W・ファウラーの信仰発達理論によって明らかにすることである。

　この本を手にされる方は、なぜ日本のホスピス・緩和ケアのスピリチュアルケアに、信仰が不可欠なのかと、疑問に思われるかもしれない。確かに多くの患者さんは、特定の宗教信仰を表明しない。わたしがホスピス・緩和ケア病棟で出会う患者さんから聴く嘆きは「神はなぜわたしをこんな辛い目にあわせるのか」といった宗教的苦しみではなく、「トイレに一人で行けずに情けない」といった日常生活にかかわる苦しみである。医療の分野では、このように自分で自分のことができないという嘆きをスピリチュアルペインとしてケアする。病院の支援者（医師・看護師・社会福祉士など）の多くもスピリチュアルケアは必ずしも宗教によらないと考える傾向にある。しかし日常生活が改善されてもなお患者さんは、死が近づき、間もなく自分の生が消滅してしまうことに不安や孤独を感じている。したがって支援者には、これらの日常生活の中に、生や死を超えた視点が求められる。私が信仰を不可欠と考える理由は、ここにある。

　ところが医療現場で神や仏に救いを示すことは、患者さんに抵抗感を与えてしまう。また天国やあの世に救いを感じる患者さんは多いが、この世から自分の生が消滅してしまう現実に苦しむ人に、あの世を示すことは悩ましい。それよりも支援者には、苦しみを一緒に見つめるかかわりが求められる。しかし一緒に見つめるかかわりは、どこに希望や意味を見いだしてよいか分からず、一緒にいるだけで何もできない無力さに苛まれることもある。わたしもその一人である。患者さんの苦しみを一緒に見つめるための信仰とは何か。このことの糸口を探すために、わたしは、ファウラーの信仰発達理論が最適であると考えた。

　ファウラーは、主著 *Stages of Faith: The Psychology of Human Development and the Quest for Meaning*（1981）で、信仰を「すべての人のもつ特質である」と述べる。また彼は、信仰を、人間が自らの経験を意味づけする行為であると定義する。その経験には、病気や死といった危機も含まれる。病気や死や死後

を意味づけするためには、それらを包括できる根源的なものが求められる。ただしファウラーは、根源的なものを、単に神としない。むしろそれを夫婦、家族、友人、学校、職場、共同体など、誰もが普段の生活で経験する信頼関係としてあらわす。そして信頼関係もまた、自分と相手だけで成立するとはしない。両者の間に、約束や信念、価値観があり、それらを共有しているから信頼しあえるというのである。ファウラーは、自己と他者そして価値という三者によってむすびつく信頼関係を、三項関係と呼ぶ。そしてこの三項関係が、人間関係の広がりとともに増えていくことで、より多くの価値を受けとめられるような根源的価値を信じるように成長すると考えた。そして根源的価値を求め、そのために自らが行動を起こす信仰のあり方を、最も成熟した信仰とし〈普遍化する信仰〉（Universalizing Faith）と名付けた。ファウラーは〈普遍化する信仰〉を「あらゆるものを愛し・生かす根源的存在を信じ、あらゆるものが愛し・生かしあえるように自らが参与すること」（Fowler 1981: 205）と定義する。そして彼にとって、クライエントが〈普遍化する信仰〉に近づけるように支援することが、スピリチュアルケアである。

　ファウラーは〈普遍化する信仰〉への成長を案出する際に、H・リチャード・ニーバーの徹底的唯一神主義信仰を基盤にした。しかしながらファウラーは、信仰発達理論を論じるために、徹底的唯一神主義信仰のエッセンスだけを残して、発達心理学の方法を折衷した。その結果、他の研究者から「どのように信じるのか」という信仰の心理学的機能に偏っているという批判が殺到した（第1章）。このような批判に対し本書は、信仰発達理論を完成するまでのファウラーの思想形成の過程を年代順に論じる（第2章）。とりわけファウラーのニーバー研究にさかのぼり、彼が、ニーバーの徹底的唯一神主義信仰を理解し、それを彼の信仰発達理論の基盤にした過程を明らかにする（第3章）。彼の理解したニーバーの信仰論を考察することが、信仰とは何か、死をも意味づけできるような「あらゆるものを愛し・生かす」根源的価値を信じる信仰に成長するとはどのようなことなのか、その信仰の成長を支援することはどのようなことなのか、という問いを明らかにできる。さらにそのことによってファウラーが信仰発達理論を、牧会ケア・スピリチュアルケアの臨床で、クライエントの語りを理解し、支援するためのケア方法として案出したことを明らかにする。

　最後に、信仰発達理論のケア方法を、ホスピスの入院患者Aさんとの会話を用いて検証する（第4章）。死に直面したAさんが、これまでの生き方・価

値観では死にゆく自分や周囲との関係を捉えきれなくなり、孤独の淵に陥ったところから、再び周囲を信頼するまでの過程を信仰発達理論によって考察する。支援者は孤独の淵にいた A さんの怒り・悲しみ・むなしさを思い、「A さんをひとりにしない。A さんが大切な存在である」ということを言葉だけでなく、態度によって伝え続けた。支援者の A さんを大切にする思いが、A さんを「死んでいくだけの無意味な自分が、それでも大切にされ・生かされている」と信じることへと導いた過程をたどる。

　「相手を大切に思う」ということは、医療にかかわらず、福祉、教育、信仰共同体に従事する者の働きにとって、基本中の基本であろう。しかし「大切に思う」ことは、死にゆくこと・生き続けることの苦しみに直面する人が「それでも自分は大切にされ・生かされている」という根源的価値を信じることの支援となる。本書の一考察が、死に直面して苦しむ人、生き続けることに苦しむ人のそばに寄り添う支援者にとって、そばに寄り添い続けるためのてがかりとなればと願う。

目次

推薦のことば　　聖学院大学　窪寺俊之 ……………………………………… 3

はじめに ……………………………………………………………………………… 5

序論 …………………………………………………………………………………… 13
　1　研究の動機 …………………………………………………………………… 13
　2　研究の背景 …………………………………………………………………… 18
　3　本研究の構成 ………………………………………………………………… 21
　4　用語の説明 …………………………………………………………………… 23

コラム1　7つの信仰発達機能について ……………………………………… 27

第1章　ジェームス・ファウラーの信仰発達理論の研究史 ……………… 29
　1　日本における研究 …………………………………………………………… 29
　2　欧米における研究 …………………………………………………………… 37
　　心理学的視点による研究 …………………………………………………… 38
　　　(1)心理学的実証研究 ……………………………………………………… 38
　　　(2)構造発達理論の視点による批判的研究 …………………………… 40
　　　(3)女性学の視点による批判的研究 …………………………………… 47
　　　(4)牧会心理学からの批判的研究 ……………………………………… 48
　　神学の視点による批判的研究 ……………………………………………… 52
　　むすび ………………………………………………………………………… 59

第2章　ファウラーの思想と信仰発達理論の形成 ………………………… 65
　1　幼児期 ………………………………………………………………………… 65
　2　大学以降 ……………………………………………………………………… 68
　3　*Stages of Faith* 発刊まで ………………………………………………… 73
　4　*Stages of Faith* 発刊後 …………………………………………………… 78
　　むすび ………………………………………………………………………… 81

コラム2　〈価値と力の中心〉とは …………………………………………… 85

第3章　ファウラーの信仰発達理論の神学的諸相と系譜 ………………… 87
　1　ファウラーの信仰論 ……………………………………………………… 87

　　　　(1)信仰の基礎概念 ……………………………………… 87
　　　　(2)三項関係 ………………………………………………… 88
　　　　(3)信仰発達 ………………………………………………… 89
　　　　(4)究極的環境 ……………………………………………… 90
　　　　(5)究極的環境の変革としての回心 …………………… 93
　　　　(6)信仰発達としての回心 ……………………………… 95
　　2　ニーバーの信仰論 ……………………………………… 98
　　　　(1)「反省の方法」：対人関係的信仰論 …………………… 98
　　　　(2)「我」「汝」の関係に見いだされる生きる価値 …… 100
　　　　(3)三項関係 ………………………………………………… 103
　　　　(4)普遍的共同体への参与 ……………………………… 104
　　　　(5)3つの信仰形態 ………………………………………… 105
　　　　(6)不信 ……………………………………………………… 111
　　　　(7)イエス・キリストの介入による信仰の回復 ……… 114
　　　　(8)十字架のイエス・キリストによって示される信頼と忠誠 …… 114
　　3　信仰発達理論としての信仰の回復 ………………… 117
　　むすび ………………………………………………………… 119

コラム3　パウル・ティリッヒの信仰論 ………………………… 125
信仰発達の機能（要約）………………………………………… 128

第4章　ファウラーの信仰発達理論のホスピス・緩和ケアでの臨床応用
（事例研究）……………………………………………………… 131
　　1　目的と方法 ……………………………………………… 131
　　　　(1)目的 ……………………………………………………… 131
　　　　(2)研究手法 ………………………………………………… 131
　　　　(3)倫理的配慮 ……………………………………………… 132
　　2　事例と分析結果 ………………………………………… 132
　　　　入院までの治療経過について ………………………… 133
　　　　1つ目の危機：たばこ仲間の死 ……………………… 137
　　　　2つ目の危機：薬の持参忘れ ………………………… 139
　　　　幼児期の「放ったらかし」の思い …………………… 142
　　　　〈主な物語〉：「目的地に到着する」「助けあって旅する」……… 144
　　　　「目的地に到着する」物語から「助けあって旅する」物語へ …… 146

　3　考察 ……………………………………………………………………149
　　〈考察 1〉信仰機能の発達 ……………………………………………149
　　〈考察 2〉回心の過程 …………………………………………………150
　　　⑴死の現実で意味をなさなくなった〈価値の中心〉……………150
　　　⑵〈価値の中心〉で意味づけできないことをきっかけに語った未
　　　　解決な苦しみ ……………………………………………………152
　　　⑶〈価値の中心〉の形成過程を知るてがかりとなった未解決な苦
　　　　しみ …………………………………………………………………154
　　　⑷否定的な〈価値の中心〉による未解決な苦しみがてがかりとなっ
　　　　たかかわり …………………………………………………………155
　　　⑸新たな〈価値の中心〉による運転手としてのもう一つの物語 … 156
　　〈考察 3〉支援共同体としてのホスピスの役割 ……………………156
　　むすび …………………………………………………………………160

結語 ……………………………………………………………………………163

付録　ファウラーの信仰発達段階 ………………………………………167
引用文献一覧 …………………………………………………………………177

あとがき ………………………………………………………………………191

索引 ……………………………………………………………………………195
Stages of Faith 索引 …………………………………………………………205

序論

1 研究の動機

　日本のホスピス・緩和ケアでは、多くの患者が特定の宗教信仰を表明しない。そのような患者のスピリチュアルな問題は「祈ることができなくなった」「神はなぜわたしをこのような辛い目にあわせるのか」といった宗教的な苦しみではない。むしろ「みんな（家族や支援者など）に迷惑をかけている」「トイレも1人でできずに情けない」といった日常生活にかかわり、自分のことが自分でできない苦しみとして理解される（田村，河，森田 2012：32）。このような日常生活にかかわるケアは重要である。その理由は、日常生活が継続できることで患者は生きているという実感を保つことができるからである。さらに「現在のわが国では、スピリチュアルケアは必ずしも宗教によらない」（田村，河，森田 2012：4）とする哲学者の村田久行の主張から分かるように、日本のホスピス・緩和ケアにおけるスピリチュアルケアは、宗教信仰への支援と区別されている。

　しかしこれらの日常生活支援に、日常の生と死を超えた意味を見いださなければ、無意味感や死の不安を癒すスピリチュアルケアは成立しない。なぜなら日常生活が支援されてもなお患者は、苦しみを訴えるからである。たとえばある患者は「コツコツ生きてきたのに何でこんなことになってしまったんだろう。こうなったら生かされているだけ。長くは生きたくない」と言う。この言葉は、これまでの日常生活を意味づけてきたものが、死に直面した現状では意味を持たなくなったことをあらわす。また「もう治りませんって言われた。こうなったのは罰があたったからだ。こんなんじゃ子どもたちに迷惑をかけるだけ。生きていてもしかたない」と言う患者もいる。この患者は、死に直面してどうにもならない生の現状を、この世を超えた世界から与えられた「罰だ」と理由づけしている（窪寺 2008：63）。

　このような患者たちは、日常の生の終わり、あるいはこの世から自分の存在が消滅してしまう現実に直面し、生きる意味のなさや希望のなさを感じている。

一方、これらの言葉を聴く者には、日常の生と死を超えた視点が求められ、そこから患者の死に直面した苦悩を一緒に見つめるかかわりが求められるのではないだろうか。

　次に挙げる専門家たちも、日常の生と死を超えたものを一緒に見つめるかかわりを、スピリチュアルケアと論じている。

　スピリチュアルケア学の窪寺俊之は、スピリチュアリティを「外的他者（神仏、自然など）」と「内的自己（究極的自己・本当のわたし）」へ関心を向ける働きであると定義する（窪寺 2004：46-47）。窪寺は、これらの関心について次のように説明する。それは、死の危機によって生きることが非常に困難となっている時に、生きる意味や目的を与えてくれるものを求めて絶対的他者や究極的自己を求めることである（窪寺 2004：46）。関心は知的な働きと思われがちである。しかし違う。関心（concern）とは、神学者パウル・ティリッヒの言葉である。ティリッヒは、関心を全人的活動であるとする（Tillich 1957：35-36）。つまり関心とは、身体・感情・理性・社会というすべての活動において神仏や自然を求めたり、自分自身に向かいあうことである。

　さらに窪寺は、がんによる闘病生活を送った著名人の日記や闘病記を分析し著者のスピリチュアリティについて次のように論じる。

　　　ここで取り上げた闘病記の著者は、制度的宗教を信じていないと公言し信仰がないと言いながらも、その闘病記や日記には多くの宗教用語が使用されている。宗教の信者でもなく、信仰もないにもかかわらず、なぜ宗教信仰を用いていたのか。この問いに対する回答として、制度的宗教には入らなかったが、死を目前にして宗教に関心をもたざるを得ない内的必要があったといえる。（窪寺 2004：47-48）

　窪寺は、特定の宗教に属さない人でも、日常の生と死を超えたものへのかかわりやその視点から死に直面した現状を見つめようとする内的必要があるとし、それをスピリチュアリティと理解する。

　グリーフケア学の髙木慶子は、「外的他者」「内的自己」を「おおいなるもの」「いのち」とあらわす。

　髙木は、スピリチュアリティを全人的な諸側面の中心に位置づける（髙木 2014：49-50）。髙木は WHO（世界保健機関）の健康の定義をふまえ、われわ

れの身体・精神・社会的機能が、それらを生かす「いのち」なしに働かないとする。髙木は「いのち」こそがスピリチュアリティであるとし、「いのち」は人知を超えた「おおいなるもの」を感じ取る内的感性であると理解する（髙木2004：49）。

　髙木は「いのち」が、身体を離れたら終わりではなく、「おおいなるもの」の存在にむすばれていたり「あの世に」生きているとイメージし、そのことで「いのち」が生き続けると信じられるように支援することを、スピリチュアルケアと理解する。

　宗教学の鎌田東二は、「いのち」が「おおいなるもの」にむすばれていると感じる感性を、日本風土の観点から論じる。鎌田は、日本におけるスピリチュアルケアが、ナチュラルケアであるとする（鎌田 2014：260）。日本のスピリチュアルケアにとって「自然と人間の関わりこそが癒しと支えの根幹となる」（鎌田 2014：260）。たとえば日本人は、和歌を詠む時、鳥の鳴き声に苦しみや悲しみを託す。こうして人間のいのちの渇き・痛みは、自然の奥深く底知れないいのちに共振する。そのことでいのちが、疎外されることなく、いのちの息吹の一部と感じられる（鎌田 2014：272-283）。自然は、われわれの日常の生や死と一続きでありながらも、その奥深さや底知れなさは、やはりわれわれの日常の生と死を超えた存在である。

　いずれの専門家も、あえて宗教信仰から一線を画してスピリチュアリティについて論じている。それにもかかわらず、いずれも、スピリチュアリティについて、日常の生と死を超えたものとのかかわりやその視点によって自分を見つめることで、自分が生かされていると確信することとしている。そしてそのスピリチュアリティを支援することをスピリチュアルケアと理解する。

　そして、すでに述べたように、死に直面した人々は、このようなスピリチュアリティを希求している。同じく支援者も、日常の生と死を超えた視点によって見つめるスピリチュアリティが必要である。そうでなければ、患者の苦悩に伴うことができないのではないか。そのような意味で本研究は、特定の宗教信仰によらないとされるスピリチュアルケアにおいても、日常の生と死を超えた視点によって見つめるスピリチュアリティが必要とされると考える。

　さらにここでケアについても検討したい。どのようにスピリチュアルケアを行うのかというケアのありようについてである。

　窪寺は、ケアを「2つの方向性がある」心の働きであると論じる（窪寺

2004：61）。1つ目は、心配し・思いわずらう、心の中の働きである。2つ目は、何かに対して配慮し・世話をする、他者に向けての心の働きである。これらを支援者の心にあてはめてみる。すると、痛みを抱える患者に心を配りつつ、患者の痛みに心を傷めている状態である。窪寺はこれを「共感的意識」と呼ぶ（窪寺 2004：63）。「共感的意識」とは何か。支援者にとって緩和ケア医の岸本寛史の「セラピストのなかにも患者がいる」という考えは、分かりやすい（岸本 2015：202）。

　岸本によれば、支援者（セラピスト）は、多かれ少なかれ病気をした経験があり、心に傷や痛みを負った経験を持つ。これを患者体験という。支援者が自分の病気、負った傷や痛みを忘れることなく、見つめ直す。そのことで支援者は、患者の痛みに寄り添う時に、自分自身が過去に傷や痛みを経験しているからこそ動かされ、共感的なものとなる。実は、支援者が傷や痛みを感じていると、患者の内的なケアする力を活性させる。たとえば患者が「だってしゃあないでしょ。どうしようもないでしょ」と吐露するのを聴き、支援者が何もできない無力感を感じていると「大変やね・・・聴くほうも」とやわらかい眼差しで患者に見つめられる。患者が支援者のためを思い、配慮するのである。

　われわれは、ケアする時、心を傷めつつ気を配るという2つの心の働きをもつ。それゆえに支援者が患者を一方的にケアするのではなく、患者も支援者をケアするという相互関係が生じる（窪寺 2004：63）。

　スピリチュアルケア学の伊藤高章は、窪寺の共感的・相互的関係を空間的に捉えて「三次元的スピリチュアルケア」とあらわす[1]。伊藤は、対話に視点をあててスピリチュアルケアについて論じる。それによれば、われわれ人間は、それぞれの地平に生きている。しかしわれわれは、昨今、複雑な情報ネットワークの中で、互いの地平をつなげるような「人生とはこういうものだ」「死を迎えるとはこういうことだ」という共通の地平を持たない。たとえば悪性腫瘍と診断された患者は「同年代の人が元気そうにしている。何で自分だけ」と孤立感を抱く。患者は、その孤立状態から脱するために、目の前にいる支援者に「仕事をして、さあこれからって時だったのに」と語る。支援者は「やっと自分の時間が持てると思っていた時だったんですね」と伝える。「小さな会社をやっていた。欲張らずこつこつやってきた」と患者が答える。支援者は、患者が会社を切り盛りしてきた様子を思いながら聴く。患者は「投資話があった。儲けた仲間もいた。自分は身の丈にあわんと思ったからやめた。思い通りにいかな

いもんやな。でもまあ借金せずに済んだ。やっぱり僕の人生こつこつや」と語る。そして互いに「こつこつやっていくしかないね」とかみしめる。

　支援者は、患者の「これからって時に」という思い通りにいかない思いに心を揺さぶられる。患者は、支援者の心の揺れを感じ、自分の「これからって時に」という思いが、思いどおりにいかない思いであることに気づく。そして患者は、思いどおりにいかなくても、こつこつ生きてきたことを振り返る。支援者はこれからもこつこつ生きたいという患者の願いに寄り添おうとする。こうして対話が生まれ、患者と支援者の間に「こつこつ生きる」という新しいスピリチュアルな地平が創出される（伊藤 2014：34）。これが伊藤の示す三次元的スピリチュアルケアである。

　ケアとは共感的・相互的関係である。そして共感的・相互的関係は、対話つまり、心を揺らして語り、その語りを心を揺らして聴くことによって成り立つ。これがケアの実際である。

　以上のことから、本研究は、日常の生と死を超えた視点によって一緒に見つめる共感的・相互的関係によって、その人がそれでも生かされていると感じるようになることを、スピリチュアルケアと定義する。そして本研究は、そのスピリチュアリティ、スピリチュアルケアを検討するために、ジェームス・ファウラーの信仰発達理論を用いる。なぜならファウラーは、宗教に属しているか否かにかかわらず、あらゆる人の信仰を理解しようと試みるからである。また彼にとってのテーマは、信仰の発達であるが、彼の信仰理解は、本研究の定義するスピリチュアリティと意味を同じくするからである。

　ファウラーは、主著 *Stages of Faith: The Psychology of Human Development and the Quest for Meaning* において、信仰を、宗教に属しているか否かにかかわらず、すべての人間がもつ特質であるとする（Fowler 1981：xiii）。そしてファウラーは、信仰を意味づけすることと理解する。彼の信仰の定義は以下のとおりである。信仰とは、人間が、他者や世界とのかかわりを包括的に意味づけする行為である。そして意味づけするために、自分が、信頼し忠誠を尽せるような価値や力を必要とする。さらにその価値や力は、自分と自分の生きる世界を根源的に支えるものでなければならない（Fowler 1981：92-93）。

　ファウラーは、信仰を絶対的他者や超越者を信じることとしない。彼にとって信仰とは、人間が、他者や共同体との日常的かかわりの中で、自分に意味を与えてくれるような根源的な価値や力を希求することである。そして根源的な

価値や力によって、日常生活や人間関係を包括的に据え直し、意味づけするのである。根源的なものによって日常を包括的に据え直し意味づけるということから、ファウラーの定義する信仰は、日常の生と死を超えたものとのかかわりや視点で自分を見つめるとするスピリチュアリティと同義である。

したがって本研究は、あえて牧会神学者ファウラーの信仰理解を考察することによって、特定の宗教信仰によらないとされるスピリチュアルケアを再検討したい。

2　研究の背景

ファウラーが *Stages of Faith* で発表した信仰発達理論は、神学と心理学の2つの基盤によって成り立っている（Fowler, Streib and Keller［1986］2004：11）。

まず神学的基盤としてファウラーは、H・リチャード・ニーバーやパウル・ティリッヒの信仰論に依拠する。ファウラーは、ニーバーやティリッヒを援用して信仰を「われわれが生活する世界の見え方」と論じる[2]。

ファウラーの信仰発達理論の次なる基盤は、エリック・エリクソン、ジャン・ピアジェ、ローレンス・コールバーグなどによる「発達心理学」である。彼らの影響を受けファウラーは、信仰が段階的に成長することを示そうとした。信仰の成長についてファウラーは次のように論じる。

> 信仰は、誰にでも備わっているものである。誰もが、生まれた時から、信仰する許容力（capacities）を持つ。信仰の許容力は、自分の生活する世界や環境をより広く捉えるようになることで、より大きく豊かになる。また信仰とは、他者との相互関係であり、社会的なかかわりである。そのため信仰は、共同体に参与し、言葉を交わし、儀礼をともにし、育まれることによって形成される。しかし信仰は、他者との相互関係や社会的なかかわりだけでは形成できない。それらを超えたものとのかかわりを必要とする。人や社会そしてそれらを超えたものをいかに認識したりイメージするかが、われわれの生活の中で信仰を形成するために重要である。(Fowler 1981: xiii)

　ファウラーは、信仰の成長が、さまざまな人間関係とそれらを超えたものとの関係が変容することによって実現すると理解する。その上でファウラーは、信仰の成長過程を幼児期から成熟期までの6段階に分け、それぞれの段階でどのように信仰が成長するか、その成長に何がかかわるか、説明する。以下は、要約である。

　ファウラーは、これらの6段階をもとに、信仰発達段階を評価する面接調査方法を開発した。その方法は、被験者が信仰について語る言葉を聞き、語り方

表1　ファウラーの「信仰発達段階」（要約）[3]

段階名（年齢）	特徴（一部抜粋）
（発達前段階）乳児期と未分化の信仰[4] 　0—4歳	信仰の基礎となる信頼・勇気・願望・愛などが未分化な状態で融合している。信仰はまだ意識化されていない。
（1）直感的・投影的信仰 　　3—7歳	身近な大人に影響を受ける。直感的な理解や感情をあらわすファンタジーによって、経験したことを1つにむすびつける能力があらわれはじめる。
（2）神話的・字義的信仰 　　6歳半—11歳	自分の属する集団の信仰物語や象徴を字義的に一貫性を持って理解するようになる。
（3）合成的・習慣的信仰 　　12歳—成人	学校・職場・社会といったかかわりの中で自己存在の意味を形成しはじめる。さまざまな価値や知識に順応する。
（4）個別的・内省的信仰 　　18歳—成人	それまで影響を受けてきた集団の価値から解放されて内省することによって、独自の信念・価値・態度を形成する。
（5）統合的信仰 　　（最低年齢）30歳以上	自分や属する集団に限界を感じ、集団を超えた視点から新たな真理を見いだす。
（6）普遍化する信仰 　　（最低年齢）40歳以上	ガンジー、マーティン・ルーサー・キングJr、マザー・テレサなど極めてまれな人にしか見られない。社会、政治経済、イディオロギーによる束縛から解放され、あらゆるものが義とされ生かされるような領域をつくり出し、その人の信仰が世界中に伝えられていくような信仰の状態。

や言葉づかいによってその人の信仰発達の段階を評価するものである。彼は、その人の信仰発達段階を評価するための項目を7つ挙げた。それらの項目は、信仰機能、つまり信仰にかかわる心理的機能をあらわす。論理の形式、社会的視点の取得、道徳判断の形式、社会的意識の境界、権威の所在、世界を統一する形式、象徴機能の7項目となる[5]。

　ファウラーは、7項目それぞれについて細かな指標を示し、それらの指標にもとづいて信仰発達を評価するマニュアルを作成した。それが1986年発刊の*Manual for Faith Development Research*（Fowler, Streib and Keller ［1986］2004）である。

　ファウラーが信仰発達理論を実証的研究の方法として提示したことによって、彼の信仰発達理論は、キリスト教教育学や宗教心理学の分野で広く知られるようになった。研究者は、ある年齢層の信仰機能や、ある社会背景に生きる人の信仰の成長を明らかにする評価指標として、あるいは他の心理分析方法との相関性を検証する研究として、信仰発達理論を用いた（Fowler, Streib and Keller ［1986］2004：78-94）。

　さらにファウラーは、信仰発達理論を、信仰発達を支援するための理論としても提唱する。信仰発達理論にもとづく支援とはどのようなことか。まず彼は、ニーバーの徹底的唯一神主義信仰を基盤にして最終段階の〈普遍化する信仰〉について示した。それによれば〈普遍化する信仰〉とは、あらゆるものを生かすような根源的存在を信頼し、あらゆるものがありのまま生かされる世界を目指すありようである（Fowler 1981：205）。そして人間がそのような〈普遍化する信仰〉に近づくことを信仰発達とし、その人が〈普遍化する信仰〉に近づけるように支援することが求められる（Fowler 1981：294-296）。ファウラーは〈普遍化する信仰〉に近づくための支援を実践神学の文脈において牧会ケアと呼ぶ（Fowler 1987：21）。彼の言う牧会ケアは、スピリチュアルケアと言い換えてよい。その牧会ケアとは、その人が、あらゆるものを生かす根源的存在を思い描くことによって、生き辛さを抱えた自分を含め、ありとあらゆるものが生かされていると捉え直せるように支援することである。それは、日常の生き辛さや死への不安を、それらを超えたものとのかかわりやその視点によって一緒に見つめる共感的・相互的関係によって、自分はそれでも生かされていると感じられることを支える、スピリチュアルケアと一致する。

　ところが信仰発達理論の基盤となったファウラーの信仰理解は、神学的に十

分吟味されないままであった。そのため彼の理論は、構造発達心理学だけが「つまみ食い」されてきた。キリスト教教育学のグレイク・ダイクストラは、その代表例である。ダイクストラによればファウラーの信仰発達理論の「宗教的表現の適性基準が、その内容にもとづいておらず、（信仰）の機能によってのみ示されている」（Dykstra 1986：52；丸括弧内は筆者の加筆）。しかし筆者はダイクストラの指摘に同意しかねる。なぜならファウラーは信仰の内容と機能の両方に注目すべきであると主張するからである。ファウラーは、次のように自身の信仰理解を示す。

> わたしは一人の神学者として信仰の「内容」の重要性を一度も看過していない。（信仰の「内容」とは）個々人が「心を委ねる」事実・価値・力・共同体のことである。（Fowler 1981：273；丸括弧内は筆者の加筆）

このファウラーの信仰理解は、信仰の内容にこそ、何を信じ、何に価値をおき、どのように生きるのかという信仰発達の目指すべきものが含まれているとするダイクストラの指摘と何ら矛盾しない（Dykstra 1986：53）。それにもかかわらずダイクストラがファウラーの信仰発達理論に信仰の内容が欠けていると批判するのは、彼がファウラーの信仰論の神学的側面を看過しているからである。

　そこで本研究は、以下のことについて論証する。第1にファウラーの信仰発達理論が、〈普遍化する信仰〉に近づくことであることを論じる。そして〈普遍化する信仰〉がニーバーの徹底的唯一神主義信仰を基盤にした神学概念であることを論じる。第2に〈普遍化する信仰〉に近づくように支援することがスピリチュアルケアであることについて論じる。そしてこのようなスピリチュアルケアが日本のホスピス・緩和ケアの臨床で行われるスピリチュアルケアに応用できるかを検証する。

3　本研究の構成

　本研究は、4章構成である。第1章でファウラーの信仰発達理論にかんする神学的・心理学的諸研究を概観する。最初に日本での研究について概観し、次

に欧米での研究について概観する。欧米での研究は、心理学研究・神学研究に分けて論じる。欧米での心理学研究については、実証研究について概観し、構造発達心理学・社会心理学それぞれの視点からの批判点について概観する。そして最後に神学的視点からの批判について概観する。そのことによってファウラーの信仰発達理論が、信仰の心理的機能のみに注目し、ニーバーの徹底的唯一神主義信仰を十分に論じていないと批判されていることを明らかにする。

第2章では、ファウラーの思想と信仰発達理論の形成過程を時代順に論じる。ファウラーについて書かれたいくつかの論文を手がかりに、信仰発達理論を完成するまでの彼の思想形成の変遷を俯瞰する。そのことによって彼が信仰発達理論をニーバーの徹底的唯一神主義信仰を基盤に組み立てたことを明らかにする。さらに信仰発達理論発表後のキリスト教界への影響にも注目する。とくに諸教派による受け入れられ方の違いについて明らかにする。そのことによって教派の信仰理解が、信仰発達理論の受け入れ方に左右することを明らかにする。

第3章では、ファウラーの信仰発達理論の基盤となる彼の信仰論を神学的に検証する。ここでとりあつかうのは、彼が信仰発達理論を開発する前に行った神学研究である。彼が研究課題にすえたニーバーの徹底的唯一神主義信仰を中心にさかのぼる。そのことによってファウラーが *Stages of Faith* で信仰の成長や信仰の理想像をあらわすために概念的枠組みだけを示した究極的環境・三項関係・〈価値と力の中心〉・回心についての神学的本質に迫る。

最後に第4章では、ファウラーの信仰発達理論が、牧会ケア的アプローチとして展開したことを明らかにする。その上で牧会ケア的アプローチとしてのファウラーの信仰発達理論が、日本のホスピス・緩和ケアの臨床において、死に直面した患者をスピリチュアルケアする指針となりうるかを症例研究によって検証する。

以上のように本研究は、ファウラーの言う〈普遍化する信仰〉に近づくための支援がスピリチュアルケアであることを立証することによって、スピリチュアルケアが日常生活援助にとどまらず、日常の生や死を超えたものへの信仰を希求することへの支援であることを示す。さらにそのことによって日常生活支援と死の看取りを中心とするホスピス・緩和ケア従事者自身の抱える無意味感や死の不安を回復することに寄与できると考える。

4 用語の説明

　第1章に入る前に、本研究が取りあつかう基本的用語について論じる。とくにファウラーの定義に従って信仰にかかわる用語を整理したい。

(1) 信仰 (faith)

　ファウラーは、*Stages of Faith* で、信仰の定義を何度かにわたって行う。その1つが比較宗教学のウィルフレッド・キャントウェル・スミスに依拠した定義である。それによれば信仰 (faith) とは「宗教よりも根本的で個別的なものである。そして信仰は、超越的な価値や力に応じる (response) ことである。その応じ方は、個人あるいは共同体に伝承されてきた仕方による」(Smith 1963：154-173；Fowler 1981：9)。つまりファウラーにとって信仰は、宗教より広い意味を持つ。そして彼にとって信仰とは、超越的なものに応じることである。

　「超越するものに応じる」という信仰理解は、神学的に言うとニーバーの信仰論に依拠する。ニーバーは、信頼する・忠誠を尽す・委ねるといった対人関係によって、信仰を理解する。それは、他者と対話し、他者の行為に応じるという信頼関係をとおして見いだされる超越的なものへの信仰である。

(2) 信念 (belief)

　ファウラーは、信仰と信念を区別する。信念についてもファウラーは、先述のスミスが示した定義をもとに説明する。それによれば「宗教的な文脈で言うなら、信念とは、超越的なものの経験やかかわりを、概念や定理によって言いあらわすことである。つまり信念とは何を信仰しているかをあらわす手段であろう」(Fowler 1981：11)。つまりここで言う信念は、キリスト教会で用いられている使徒信条や教理などをあらわす。

　ファウラーの考える信仰と信念の違いは、次のように言いあらわすことができる。信仰は、信頼するものに応じるという信頼関係である。それに対し信念は、信じる対象が何であるかを概念や定理によって言語化することである。

(3) 信仰を言いあらわす動詞

　ファウラーは、信仰を「信仰する」という動詞であらわすべきであると主張

する（Fowler 1981：25）。ファウラーは、信仰することをいくつかの動詞であらわす。それは、認識にかかわるものと、関係（relation）にかかわるものの2つに大きく分けることができる。

　認識にかかわるものには、見る（seeing）・知る（knowing）といった言葉が主に用いられる。ファウラーは、認識にかかわる行為を広く捉えている[6]。認識にかかわるものは、イメージすること（imaging）・価値づけること（valuing）・象徴づけること（symbolizing）・意味づけること（meaning）なども含まれる。

　関係にかかわるものは、信頼すること（trust）・忠誠を尽すこと（loyalty）・委ねること（commitment）などである。

　認識する信仰と関係する信仰は、まったく別ものではない。相互にかかわりあう。認識・関係の相互作用についてファウラーは、次のように論じる。われわれの住む世界は、さまざまな他者・共同体とのむすびつきによって成り立っている。それらの関係が全体としていかにむすびついているかを俯瞰し包括的に捉えることが信仰である（Fowler 1981：92-93）。

　つまり信仰は、関係の中で自分がいかにあるのかという存在の問題と、そのありようをいかに*見て意味づけ*するかという認識の機能によって成り立っているのである。

(4) 〈価値と力の中心〉・三項関係

　ファウラーは、われわれの住む世界を俯瞰して捉えるという信仰をあらわすために、特別な3つの概念を用いる。詳しくは第3章で論じるが、これらは本研究の中心的概念となるためここで簡潔に論じる。

　1つ目と2つ目の概念は、〈価値と力の中心〉と三項関係（triadic relation）である[7]。先述のようにわれわれの住む世界は、さまざまなむすびつきによって成り立っている。三項関係はそのむすびつきをあらわすもっとも基礎的な概念である。

　三項関係は、ニーバーの示したものである。ニーバーは、自己と他者つまり「我」と「汝」の二項関係をユダヤ哲学者のマーティン・ブーバーに学んだ。そして二項関係のむすびつきを強固なものにするために「第三のもの」が必要であると考えた。「第三のもの」は、宗教哲学者ジョサイヤ・ロイスの理論である。こうしてニーバーが考え出したのが、三項関係である。ファウラーは、

この三項関係をもとに、自分なりの理解を次のようにあらわす。

　われわれは一人の自己として、他者にかかわる。そのかかわりは、互いを信頼することである。ただし互いの信頼が強くなるためには、互いが共通して信頼をおく価値や委ねる力が必要である。その価値や力を中心に、自己と他者がむすびつく。〈価値と力の中心〉とは、自己と他者が互いに共通して信じる目的・約束・課題・義務などの総称である。三項関係は、自己・他者・〈価値と力の中心〉の三者によって成り立つ信頼関係である（Fowler 1981：17）。

(5) 究極的環境

　3つ目の概念は、究極的環境である。ファウラーは、われわれが成長し、さまざまな他者とかかわりを持つことによって、いくつもの三項関係を築くようになると理解する。そしていくつもの三項関係を全体として包括した状態あるいは包括する枠組みが、究極的環境（ultimate environment）であるとする。究極的環境は、あらゆる三項関係を包括した状態であるため、われわれの住む世界を俯瞰する枠組みともなる。そのためファウラーは、究極的環境をわれわれの住む世界を俯瞰して意味づけする包括的枠組み（a comprehensive frame of meaning）（Fowler 1981：28）と説明する。

注

1　伊藤 2014：34 参照。伊藤は一次的スピリチュアルケアを診断型であるとし、二次的スピリチュアルケアを宗教的ケアとする。死生学の谷山洋三によれば、宗教的ケアとは、信仰を同じくする者同士において相談関係が成立するものである（谷山 2008：28）。

2　Fowler 1981：24 を参照。ファウラーは「われわれが生活する世界の見え方」とするニーバーやティリッヒの信仰論について引用箇所を明示していない。そのためにニーバーやティリッヒの著書にさかのぼる必要がある。

　　ニーバーの信仰論についてファウラーは、ニーバーの未完の論文集 *Faith on Earth* を多く引用する。ニーバーは世界を見ることとしての信仰について次のように論じる。それによれば「・・・知覚経験（sense-experience）として見ることと理知的（intellectual vision）に見ることは異なる。われわれが知覚経験している世界は、単に知識の対象として存在していない。しかしその世界は、純粋な信仰、あるいは永遠や普遍、両眼で見えないものとして存在する。その世界は、純粋に信じる対象

でありながら、知識の対象であり、予見でもある」(Niebuhr 1989：13)。

　ファウラーは *Faith on Earth* の草稿を見ているが、本研究は、ニーバーの死後、息子リチャード・R・ニーバーによって編集され出版された *Faith on Earth*（Niebuhr 1989）を参照する。

　さらにティリッヒの信仰論についてファウラーは、*Dynamics of Faith*（Tillich 1957）に依拠していると推察される。

3　Fowler 1981：119-213 を参照。 *Stages of Faith* に記された各段階の特徴の全文の日本語訳（筆者私訳）については、本書付録（本書：167-175）を参照。

　日本語表記に際し、西脇、伊藤、スペリーを参照した（西脇 1998：24；西脇 2012: 19-20；伊藤 2012：187-189；Sperry 2001＝2007：64-66）。西脇は、普遍化する信仰（Universalizing Faith）を「全人類的信仰」と日本語訳している（西脇 1998: 24；西脇 2012: 19）。

4　ファウラーは、生後一年までの時期を信仰以前の段階とする（Fowler 1981：119-121）。

5　Fowler 1981：244-245；Fowler, Streib and Keller ［1986］2004：23-25 を参照。

6　本研究では knowing を文脈に応じて、捉えると訳すこともある。

7　価値と力の中心（centers of value and power）は長い単語であるため、本研究では〈山括弧〉を用いて記述する。

コラム1　7つの信仰発達機能について

　ここでファウラーが示した信仰機能について簡潔に説明したい。信仰機能は、インタビューをして、被験者・クライエントの信仰の発達の仕方を評価する時に、その人の語る言葉や態度のどこを見て判断するかという側面（dimension）のことである。ファウラーは7側面の信仰機能を取り上げた。

　信仰機能の7側面を選ぶにあたり、ファウラーは、構造発達心理学の研究手順をふんだと考えられる。

　構造発達心理学の研究者は、発達段階理論を開発する時、既に存在する構造発達理論の中で、妥当だと考えるものを援用し、そこに独自に考えたものを追加する。ファウラーは、構造発達心理学の代表的なジャン・ピアジェ、ロバート・セルマン、ローレンス・コールバーグを援用した。それが以下の3側面である。

(A) 論理の形式は、ピアジェの発生認識論にもとづく、認知機能・思考のことである。危機においてどのように理論的に決断や解決をするかなどにもかかわることである（Fowler, Streib and Keller ［1986］2004 : 23）。

(B) 社会的視点の取得は、セルマンの社会的視点取得（social perspective taking）にもとづく対人関係についての認識機能をあらわす。他者の見る目が自己理解にどのように影響するかということも含まれる（Fowler, Streib and Keller ［1986］2004 : 24）。

(C) 道徳判断の形式は、コールバーグの道徳発達理論にもとづく道徳判断の機能をあらわす（Fowler, Streib and Keller ［1986］2004 : 24）。

ファウラーは、これらの機能に信仰に特徴的な4つの機能を、独自に加えた。

(D) 社会的意識の境界は、自分の存在を意味づけするためにどのような他者や共同体、階級と、どのようにかかわるかについてあらわす（Fowler, Streib and Keller 24-25）。

(E) 権威の所在は、自分の行為や信念についての決断を導くためにどのような権威を選び、かかわるかについての機能のことである（Fowler,

Streib and Keller［1986］2004：25)。

(F) 世界を統一する形式は、自分の経験を全体としてどのように統合した
りイメージして把握するかについての機能のことである（Fowler,
Streib and Keller［1986］2004：25)。

(G) 象徴機能は、どのように象徴を理解し、用いるかについての機能のこ
とである（Fowler, Streib and Keller［1986］2004：25)。

第1章　ジェームス・ファウラーの信仰発達理論の研究史

　本章では、日本・欧米でのジェームス・ファウラーの信仰発達理論にかんする神学的・心理学的諸研究を概観する。ファウラーの信仰発達理論について取りあつかう神学的・心理学的研究に注目し、それぞれがどのように信仰発達理論を批判しているかを概観する。本章で概観する主な批判点は、第1にファウラーが、信仰機能・構造を重視し、信仰の内容を見過ごしているということ。第2にファウラーが、ニーバーの徹底的唯一神主義信仰の「イエス・キリストのあがないの業による不信から信頼への回復」について十分論じきれていないこと。第3にニーバーを援用してファウラーが論じた信頼関係による信仰概念（三項関係・究極的環境）が、いくつもの構造を含んだ不明瞭な枠組みであることである。本章では、これらの批判を概観することにより、ファウラーの信仰発達理論が、構造発達心理学として理解され、それゆえにニーバーの徹底的唯一神主義信仰を十分に理解できていないと指摘されてきたことを明らかにする。

1　日本における研究

　日本の研究論文でジェームス・ファウラーの信仰発達理論について研究発表されたのは、*Stages of Faith* の発表からおよそ10年後の1990年代ごろである。

　日本でファウラーの信仰発達理論に最も注目してきた分野は、キリスト教教育学である。キリスト教教育学者であり、ニーバー研究にも精通する東方敬信は、いち早くファウラーを日本に紹介した1人である。

　東方は、2つの論文「H・リチャード・ニーバーの神学的倫理——ファウラー理論の神学的検討（2）」（東方 1995a）「J.ファウラーの信仰概念の妥当性と逸脱——H.R.ニーバーの視座から」を発表した（東方 1995b）。そこで東方は、ニーバーの信仰論を基盤に、ファウラーが信仰発達理論を構築したことを論じる。東方は、ニーバーの信仰論が、三項関係を中心にすえていると説明し（東方 1995a：114）、ニーバーの信仰論をファウラーは見事に図式化して理解していると評価する（東方 1995b：1-2）。しかし東方は「ニーバーの重要な信仰概念

と神学を、ファウラーが分析しそこなっている」（東方 1995b：2）と指摘する。なぜならニーバーの信仰論は「キリストにおける変革経験がなければならないのであるが、ファウラーにはそれがない」（東方 1995b：5）からであると言う。

　また東方は、ファウラーが、ニーバーの信仰論の実存的状況の深みにある救済の出来事を表現しきれていないとする。東方によれば、創造主である神と人間の関係は「人間と世界を存在せしめた『徹底的な力あるいは行為』に対する実存的な信頼と不信頼のどちらかによって応答する人間の実存的状況であった」と言う（東方 1995b：6）。つまり人間は、信頼しながらも不信に生きざるを得ない根本的要素を持っていると言う（東方 1995b：6-7；Niebuhr ［1963］1999：118）。その上で東方は、ファウラーが「深いところで不信頼に生きざるを得ない『人間と共同体の罪の状況』」（東方 1995b：7）を把握しきれていないと批判する。換言すると東方は、信頼と不信頼の間に揺れる人間の本質を、ファウラーが十分に論じきれていないと言うのである。さらに東方は、不信仰の人間が「新しい出会いによって救済され・・・『価値変換された信頼する者（transvalued truster）』に回復されなければならない」（東方 1995b：7）と理解する。確かにファウラーは解放やあがないを「神によって価値づけられる経験、あるいは経験してきたこと全体の価値が変換される（transvaluation）ことによって生じること」（Fowler 1974：166）と述べるだけである。東方の指摘は、信頼と不信の間を揺れる人間にとって、イエス・キリストとの出会いによる「価値変換」が、根本的変革であると理解されるべきであるということである[1]。

　さらに東方は、論文「アメリカの宗教と教育――信仰発達論をめぐって」で信仰発達理論に示される 6 つの段階について説明した上で、信仰発達理論の神学的分析を行う（東方 1996：26-36）。そこでも東方は、ファウラーが、ニーバーの信仰論を十分に論じていないと指摘する。ファウラーの論じきれていない点は、堕落の罪にある人間が、イエス・キリストとの出会いによって信仰を回復するという「変革的モチーフ」についてである。その結果ファウラーが「形式的な信仰発達論」という危険に陥っていると東方は批判する（東方 1996：31-32）。

　東方の批判点は、ファウラーが、信仰を、あらゆる人間に共通する普遍的な形式になるようにしたことで、ニーバーの信仰論を十分に論じきれなかったことにある。ここでいう形式とは、ものごとを捉える枠組みや捉えたものを意味

づけるしくみとしての心理的機能である。そして信仰の普遍的な形式とは、宗教を信じているか否かにかかわらずあらゆる人の信仰をあらわす認識の枠組みや意味づけるしくみを示すことである。つまり東方の批判点は、ファウラーが、どのように信じるのかという認識の枠組みや意味づけのしくみに注目することによって、何を信じるのかという信仰の本質や内容をおざなりにしていることである。言うならば信仰機能の問題に傾倒しすぎるがゆえにファウラーは、ニーバーの論じた「イエス・キリストによる不信から信仰への回復」という信仰内容を表現しきれていないというのである。東方は、ファウラーの信仰発達理論の抱える信仰の機能と内容の問題を、米国の信仰発達理論研究を引用して論じている。米国の信仰発達理論研究についてはさらにくわしく後述する。

　続いてキリスト教教育学の伊藤悟は、論文「ファウラーの信仰発達理論とその周辺」でファウラーの信仰発達理論の概略と、その受けとめられ方を示す（伊藤 2012：183-189）。この中で伊藤は、いくつかのファウラー批判を取り上げる。まずはファウラーが、信仰を形式的枠組みと理解しているという批判である。伊藤は、ダイクストラの批判を紹介し、次のように論じる。「形式的な信仰のかたちや表現、たとえば礼拝の参与のスタイルなどは、信仰の質や内容や実践とは区別されるべきであり、ファウラーの信仰理解はあまりに形式的枠組みにとらわれている」（伊藤 2012：185）。

　さらに伊藤は、信仰発達そのものを否定する立場についても取り上げる。それは、信仰が神の恩寵として与えられるものであるから、人間自身が信仰を探求あるいは獲得していくという信仰発達が、自己欺瞞に繋がるという指摘である（伊藤 2012：184-185）。「信仰は神の恩寵として与えられるもの」と考えるのは、ルター派・長老派である（Fowler 2004：412）。ルター派・長老派は、信仰義認を重んじる。このようなキリスト者にとって信仰の成長という考え方そのものが受け入れ難いものであることを、ファウラー自身も理解している。教派による信仰発達理論の受けとめ方の違いは、それぞれの教派の信仰論を理解する上で重要な論点となるため、詳しく後述する。

　また伊藤は、信仰が、すべての人のもつ特質であるとするファウラーの考え方に対する批判を取り上げる。「それぞれの宗教には異なる祭儀や人々の人生を方向づける教えや伝統や倫理観があり、それらをすべて一括りに『信仰』と呼んでもよいのか。ファウラー理論は、果たしてあらゆる宗教的伝統において共通した普遍妥当性のある理論と言いきれるのか」という指摘である（伊藤

2012：185）。ファウラーは、あらゆる人につうじる〈普遍化する信仰〉理解について、何の前提もなく論じるわけではない。彼は、*Stages of Faith* の第2章 "Faith, Religion and Belief" で、信仰（faith）を包括的に定義しようと試みる。ファウラーは、比較宗教学者ウィルフレッド・キャントウェル・スミスの信仰理解を引用する。スミスは、信仰、信念（belief）が、それぞれムスリム、ヒンズー、仏教、そしてヘブル語、ギリシャ語、ラテン語で、どのようにあらわされているかを比較検討する。これらの宗教的伝統で用いられている表現を包括できるような信仰の定義をファウラーは、試みた。そのもっとも普遍的な信仰の定義が、「人間が超越的なものとのかかわりを求めること」（Smith 1963：154-173；Fowler 1981：14）である。この定義をふまえた信仰の定義は、序論（本書：23）で既述したとおりである。

　そして伊藤は、日本のキリスト教学校のカリキュラムに信仰発達理論を適応させる環境が整っていないことを指摘した上で「共同体の環境は人間形成に大きな影響を及ぼすにもかかわらず、キリスト教教育の場においては、信仰共同体が個人の信仰に関わることに対する強烈な警戒心と遠慮を示すことがある」（伊藤 2012：196）と主張する。たしかに日本のキリスト教教育現場では、個人の信仰にかかわることが少ない。多くのカリキュラムは、キリスト教会の歴史や聖書を物語として紹介することなど、キリスト教を知識として教えることが中心である。このような日本のキリスト教教育の現状は、特定の宗教信仰を持たないという人に「これが正しい教えである」「このような神を信じなさい」と教えることは、控える傾向にある。「隣人を愛すること」「もっとも弱くされた人に仕えること」といったイエスの教えを道徳教育や人権教育につうじるものとして伝えることが関の山である。しかしこのようなキリスト教教育の現状は、決して日本だけのものではない。アメリカにおいても多様な宗教文化的な背景の中で、多様な人々を配慮した教育が求められる。ファウラーが、信仰をあらゆる人間が持つ特質とし、あらゆる人の信仰理解を包括するような定義を示したのは、このような現状を抱える教育者へ向けての指針となることを考慮したのだろう。

　一方で伊藤は、ファウラー以外の研究者が開発した信仰発達理論を紹介し、信仰発達段階のキリスト教教育プログラムへの適応の可能性について論じる[2]。伊藤は、ファウラーに限らず発達段階理論は、人間の発達が強調されることによって、神の恩寵としての信仰や回心の体験を、軽視する傾向があると指摘す

る（伊藤 2012：185, 195-196）。

　ファウラーは、神の恩寵つまり、神によって与えられる信仰や回心の体験を、どのように考えているだろうか。彼は、回心としての信仰発達を支える信仰共同体の責務について *Stages of Faith* の第 23 章 "Form and Content: Stages of Faith and Conversion" で論じている。そこでファウラーは回心を「信仰する内容が著しく変化する過程。それには突然の変化とゆるやかな変化がある」（Fowler 1981：285）と定義する。そして回心は「視野や価値観が広くなり、自己のあり方も深まり、自己・他者・世界との関係もより親密に複雑になるため、・・・その問題はその段階で長引いたり、苦悩を伴ったり、正しい解決に至らなかったりすることもある。・・・個々の人生においてちょうどよいタイミングがあるため、次の段階へ移ることを急ぐのではなく、その人がその段階に必要な能力を会得して十分に成長することが必要である」（Fowler 1981：274）と論じる。そしてファウラーは「信仰共同体は、成人の継続的な信仰育成のために、われわれがどのように成長するべきか示す環境を提供している」（Fowler 1981：296）と論じる。つまりファウラーも、信仰機能の発達だけでなく、信仰内容の変化としての回心の問題に注目し、信仰の成長を支援する信仰共同体の役割が必須であることを主張する。

　ここで重要となるのが、信仰共同体の役割である。ファウラーは、信仰共同体が回心を支援する役割を果たすべきことについて論じる。信仰共同体の役割とは、イエス・キリストの信仰心について語り継ぐことによって、その人が〈普遍化する信仰〉に近づけるように支援することである（Fowler 1981：294-296）。その人は、信仰共同体が語り継いできた信仰の物語をとおして、イエス・キリストに出会い、イエス・キリストがあらゆるものを生かす神に信頼し、その働きに忠実に参与してきた姿を知る。そのことによってその人の信仰は回復されるのである。信仰共同体が回心を支援する役割について論じることによってファウラーは、信仰発達理論を、発達段階を評価するためのツールに留めず、牧会神学的な理論となるように展開させた。本研究は、この点について第 3 章で取りあつかう。

　カトリックの宗教教育学の西脇良は、論文「J.W. ファウラーの信仰発達理論に関する研究——共同体と共にある信仰発達」において *Stages of Faith* を要約的に紹介し、日本の現状における信仰発達について検討する（西脇 1998：21-30）。西脇によれば、日本では信仰を個人の問題と捉えがちである。

さらに西脇は、ファウラーの信仰発達理論が「共同体と共に歩んでいく軌跡として信仰発達を考える」社会的視点を含むものであるため、国民的・民族的・宗教的な分裂や危機を乗り越えて、分裂を統合できるような信仰に人々を導くための理論と理解されるべきと評価する（西脇 1998：27-28）。

また西脇は、論文「J.W. ファウラーの信仰発達理論をめぐるその後の研究動向——文献レビューおよび今後の研究展望」で、ファウラーの信仰発達理論にかんする論文集 *Faith Development and Fowler*（Dykstra and Parks：1986）

および *Christian Perspectives on Faith Development*（Astley and Francis：1992）に掲載された論文を取り上げる（西脇 2000：39-45）。*Faith Development and Fowler* は、ファウラーとともに、信仰発達理論の研究会で発表した研究者の発表内容を掲載した論文集である（Fowler 2004：415）。*Christian Perspectives on Faith Development* は、ファウラーの信仰発達理論にかんする米国・英国の雑誌論文を集め、ファウラー自身による信仰発達理論の解説を加えた論文集である（Fowler 2004：415-416）。西脇はこれらの論文を精読し、ファウラーの信仰発達理論にかんする研究動向を3つに分類する。第1に「信仰発達理論の実証研究」第2に「信仰発達理論の展開」第3に「信仰発達理論への批判」である。そして第3の批判的研究については「信仰論に対する批判」と「発達段階理論に対する批判」に分けて論じる（西脇 2000：39-46）。この西脇の分類は、非常に明瞭で適切である。西脇は、信仰発達理論にかんする諸研究を概観し、自らの結論を次のように論じる。

> ファウラー自身は元々実践神学分野から心理学観点をもって本理論を展開し・・・その後再び実践神学領域へと戻っていった。・・・いずれにせよ、信仰発達理論への批判は、「信仰」の発達を認識構造（構成）主義的発達論の枠組みで論じようとするとき、当の「信仰」概念自体の不明瞭さが際だってくる、という点に集約されるであろう。（西脇 2000：46）

つまり西脇の結論は、ファウラーが、信仰の問題を認識構造として重視するがゆえに信仰の本質・内容をおざなりにしているという批判である。西脇の批判は、東方や伊藤と同じく、米国で発表された信仰発達理論研究の批判点を引用し、それらの批判点を再確認した上で、行われている。したがって本研究も、次項で、米国の信仰発達理論の諸研究を概観する。その上でファウラーが信仰

の機能・形式・構造を重視し、本質・内容を軽視しているという批判点について検証したい。

　さらに西脇は、論文「ファウラーの信仰論について」の中で、ファウラーの主張する「信仰の普遍性」について整理する。そしてファウラーの主張する信仰の普遍性が、日本の文脈でも通用するかどうかを検討する（西脇 2001：77-102）。西脇は、ファウラーが信仰の普遍性を語りながらも信仰を「『超越』の『知り方』」（西脇 2001：93）とあらわすときに「既成宗教における『超越』と同じ意味を有していくところが問題なのである」（西脇 2001：93）と批判する。つまり「超越」の理解が、キリスト教を基礎にしており、あらゆる文化に当てはまるわけではないというのである。西脇は、そのことを、日本文化を取り上げて指摘する。それは「日本文化において『超』自然としての『超越』という発想、人間世界を越えた超越者という発想は、心理学的現象としても一般的に認めにくいのではないだろうか」（西脇 2001：94）ということである。西洋文化は、自然や人間存在を超えたものを対象化し日常生活の中でイメージしてきた。しかし日本文化は、自然と人間が一体感を持ったり自然そのものの中にスピリチュアルな働きを感じ取るような文化である[3]。西脇は、西洋文化と日本文化の「超越」の理解の違いをふまえ、ファウラーの信仰理解が、日本文化にあてはめにくいのではないかと指摘する（西脇 2001：94）。

　西脇の指摘は、もっともである。ホスピス・緩和ケアに入院する患者が、これまで営んできた仕事や生活を継続できないと悲しむのを聴くことは、多々ある。しかしそのとき超越したものが語られることは、まれである。そのことからファウラーの「人間が超越的なものとのかかわりを求めること」（Fowler 1981：14）という信仰の定義が、日本文化において、どのように理解されるべきか検討する必要がある。そのためにも日本のホスピス・緩和ケアの具体的な現状にあてはめて検証しなければならない。患者や医療スタッフが、超越的なものとのかかわりを言いあらわすことがあるのか。あるとするならばどのような表現となるのか。あるいは言いあらわすことがないとするならば、ファウラーの信仰論をどのように再解釈すればよいか。これらについては、第4章の事例検討で検討したい。

　以上が日本における信仰発達理論の研究概要である。諸研究の論点を3つに整理したい。

　第1に、共通した点である。いずれも、十分に知られていないファウラーの

信仰発達理論を日本に紹介することを試みていた。そしてファウラーが信仰の機能を重視し、内容を見過ごしているという論点も共通していた。いずれも、この信仰の機能・内容の問題点を、米国のファウラーの信仰発達理論研究を引用し、それらをふまえて論じていた。しかし日本の研究の多くは、ファウラーが信仰の機能を重視しているという米国の研究を引用するにとどまっている。そしてファウラーがどのように信仰理解を構築してきたのか、その上でなぜ信仰の機能を重視するようになったのかを追及していない。したがって本研究は、ファウラーの信仰論を構築過程にまでさかのぼることを1つの課題とする。

第2に、批判点が、研究者それぞれの信仰理解によって異なっていたことに注目しなければならない。東方や伊藤は、信仰が自ずから成長するという信仰発達の発想そのものが、プロテスタント神学の「信仰義認」の問題に沿わないと指摘していた。一方で西脇はファウラーの論じる「超越」に注目し、ファウラーの理解する「超越の知り方」としての信仰が、異文化間で普遍的であるかについて論じていた。異文化間における普遍性の問題は、異文化に宣教し、異文化との対話を試みてきたカトリック教会にとっての課題の1つだと言えよう。このようにファウラーの信仰発達理論は、研究者の立場、とくに教派の違いによって注目する観点が異なる。信仰発達理論の教派間における受けとり方の違いについては、次章において簡潔に概観する。また信仰の成長あるいは超越の問題については、第3章のジェームス・ファウラーの信仰発達理論の神学的諸相について詳しく論じる。

第3に、日本の研究者たちは、ファウラーの信仰発達理論が日本のキリスト教教育あるいは日本文化にあてはめられるかを研究課題としていた。

まずは伊藤の指摘する、信仰の成長にかかわる環境としての共同体の脆弱さについてである。本研究の課題はキリスト教教育でないため、伊藤の課題とする日本のキリスト教学校や教育カリキュラムについて検討することはできない。しかしファウラーの言う信仰発達に寄与する信仰共同体の役割については第3章で論じる。

また西脇は、日本文化におけるスピリチュアリティと信仰について自然観を挙げていた。ただ自然観以外にも、日本文化におけるスピリチュアリティと信仰の特性について論じるべき点がある[4]。しかし本研究の課題は、ホスピス・緩和ケアのスピリチュアルケアについてである。その他の特性について論じるのは、別の機会にゆずらなくてはならない。したがって本研究は、日本のホス

ピス・緩和ケアの臨床に入院する患者のスピリチュアリティを理解するために
ファウラーの信仰発達理論がふさわしいかを検討することを最重要課題とした
い。

2　欧米における研究

　ここまで日本におけるファウラーの信仰発達理論研究について概観した。日
本の研究者たちは、ファウラーの共同研究者の編集した論文集 *Faith
Development and Fowler*（Dykstra and Parks 1986）あるいは *Christian
Perspectives on Faith Development*（Astley and Francis 1992）をてがかりに
ファウラーの信仰発達理論を読み解いていた。本研究は、これらの論文集に加
え同じくファウラーの信仰発達理論の論文集 *Stages of Faith and Religious
Development: Implications for Church, Education and Society*（Fowler,
Nipkow and Schweitzer 1991）、*Developing a Public Faith: New Directions in
Practical Theology*（Osmer and Schweitzer 2003）とその他の論文をてがかり
にファウラーの信仰発達理論についての研究を概観する。
　ファウラーの信仰発達理論の研究者は、たとえばキリスト教教育学のクレイ
グ・ダイクストラ、シャロン・パークス、カール・アーネスト・ニプコウ、ハ
リー・ファレンハウト、マリア・ハリス、エリス・ネルソン、フリードリッヒ・
シュヴァイツァ、ハインツ・ストライプ、ユージン・ミッシェイ、宗教心理
学のクラーク・パワー、ニコラ・スレー、ジョーン・ブロートン、牧会ケア・
カウンセリング学のカール・シュナイダー、スティーブン・アイヴィ、ブライ
ノルフ・リオンと学際的である[5]。
　これらの研究者たちは、心理学・神学のいずれかの領域に重点を置いて論じ
ている。なぜならファウラーは、心理学・神学の2領域で信仰について研究し
信仰発達理論を構築したからである。したがって本項以降では、信仰発達理論
についての諸研究を、心理学の視点から論じる研究と神学的視点から論じる研
究に分類する。さらに心理学の中ではファウラーの信仰発達理論を用いて実証
研究を行うもの、信仰発達理論の構造発達心理学としての問題点を検証するも
の、女性学の視点から検証するもの、牧会心理学の視点から検証するものの4
つに分ける。そして神学では、ファウラーの信仰論を検証するものについて取

りあつかう。この区分に従って本研究は、ファウラーの信仰発達理論についての研究を概観する。

心理学的視点による研究

（1）心理学的実証研究

　心理学的実証研究は、主に研究調査する課題とファウラーの信仰発達理論の相関性について明らかにするものである。この場合、信仰発達理論は、被験者の信仰を心理機能としてアセスメントする指標として用いられる。

　たとえばユージン・ミッシェイは、18歳から22歳までの32名にインタビューを行い、信仰発達理論とコールバーグの道徳発達理論の調査票を用いて、彼らのアイデンティティの問題、そして信仰と道徳の発達に相関関係があることを明らかにした（Mischey 1992：176-191）。

　カトリックのキリスト教教育学者マイケル・バーンズ、デニス・ドイル、バイロン・ジョンソンは、ファウラーの信仰発達理論とLAMスケールを用いた調査を行った。LAMスケールとは、リチャード・ハントの開発したものである。宗教信仰を、無批判に字義的（literal）に受けいれるタイプ（L）、反字義的（anti-literal）に拒絶するタイプ（A）、神秘的（mythical）または象徴（symbolic）として受け入れるタイプ（M）に分類する方法である（Barnes, Doyle and Johnson 1992：245）。バーンズらは、カトリックの神学教師275名と信徒304名からの回答を得た。彼らは、カトリック信条のうち10項目について質問をする。そして各項目について字義的なものと抽象的なものの2種類の表現を示す。これらの表現のうち被験者が何を選ぶかによって、〈非常に字義的〉か、〈中間〉か、〈非常に象徴的〉かに分類した（Barnes, Doyle and Johnson 1992：248-249）。さらにそれら3つに属する人が信仰発達理論の何段階目に属するかを示した（Barnes, Doyle and Johnson 1992：245-249）。それによると、〈非常に字義的〉であったのが第2段階目と第3段階目に属する人々、〈中間〉であったのが第4段階目に属する人々、そして〈非常に象徴的〉であったのが第5段階目に属する人々であった（Barnes, Doyle and Johnson 1992：251）。このことから彼らは、信仰発達理論の結果とLAMスケールの結果に相関性があると結論づけた。

　また宗教心理学のチャールズ・グリーンとシンディ・ホフマンは、主流のプロテスタント教派立大学の文学部の学生160名に質問調査を行った（Green

and Hoffman 1992：259-261）。この研究内容は、特定の宗教信仰を表明する人
の少ない日本では、なかなかピンとこないかもしれない。調査方法は次の 2 項
目から成り立っている。第 1 に、プロテスタント、カトリック、単立教会のク
リスチャン、無神論者と 5 種類の学生のイメージが書きあらわされている。た
とえばプロテスタントの学生は「他のクリスチャン学生と交流を持つために転
入してきた信心深くて活動的なプロテスタント」である。そしてそれぞれの学
生と学内でどのような関係を持ちたいかについて 5 つの質問が示されているた
め、被験者は「非常に同意する」から「全く同意しない」までの 5 段階で回答
する。第 2 に、信仰発達の第 1 段階目から第 5 段階目の特徴を示されている。
そのため被験者は、自分がどれに一番近いかを回答する。

　その結果、第 3 段階目以前に属する学生は、自分と同じ教派の学生を好む。
第 4 段階目・第 5 段階目の学生は、その区別がないとなった（Green and
Hoffman 1992：264）。グリーンらの研究は、被験者のうち第 3 段階目以前に
属する人々の対人的・社会視点が、自分の属するグループ内に向かっており、
第 4 段階目・第 5 段階目に属する人々の対人的・社会的視点が、自分の属する
グループ外にも向かっていることを示している。日本の大学で、同じ研究を実
施することは、あまり意味のないことのように考えられる。ただし学生の対人
的・社会的視点が、属するグループの内外どちらに向かっているのかについて
評価することは、アクティブラーニングなどコミュニケーションを要する授業
が増えてきている大学教育において、各学生のコミュニケーション能力を把握
し教育目標を立てるために有用であろう。

　以上のように、ファウラーの信仰発達理論は、認識や道徳判断・社会意識・
世界観・象徴づけ方など、信仰の心理的機能をトータルにアセスメントする指
標として評価され、研究に用いられるようになった（Mischey 1992：177）。

　これらの他にもファウラーの信仰発達理論を用いた研究は数多く報告されて
いる。

　ファウラーらの作成した *Manual for Faith Development Research*（Fowler,
Streib and Keller 1986［2004］）の付録に、ファウラーの信仰発達理論を用い
た研究の一覧が掲載されている。それによれば、実証研究以外のものも含める
と 340 以上の研究論文がある。

　Manual for Faith Development Research の共著者でもあるストライプは、
1981 年から 1999 年のおよそ 20 年に発表されたファウラーの信仰発達理論の

研究について調査する[6]。そのうち信仰発達理論の追跡研究が一番多く、続いて信仰発達理論とその他の調査法を使用した実証研究が多く、信仰発達理論を使用した数量的研究は最も少なかったと報告する（Streib 2003：23-24）。

　またファウラーの信仰発達理論は、教育学・宣教学・神学・心理学の博士論文の研究方法あるいは引用文献として多く用いられている[7]。心理分析方法として信仰発達理論を研究するものもあるが、多くの研究は病気・年齢・人種・教派・性差といった心理社会的事柄が信仰発達に及ぼす影響を明らかにしている。

　ストライブは、ファウラーの信仰発達理論にかんする博士論文の数が *Stages of Faith* の発表後5年目の1985年にピークを迎え、その後ゆるやかに減っていると論じる[8]。そのピーク時からちょうど30年目にあえて本研究は、ファウラーの信仰発達理論の価値を日本のホスピス・緩和ケアの文脈で検証するわけである。古典となりつつあるファウラーの信仰発達理論の「すべての人の特質である」とする信仰理解が、特定の宗教信仰を持たない患者の生死の捉え方・意味づけの仕方を理解するものとなりうるのかが本研究の課題となる。

（2）構造発達理論の視点による批判的研究

　構造発達理論の視点によるファウラーの信仰発達理論の批判的研究は、主に2つに分類できる。第1の批判は、発達段階の妥当性についてである。第2の批判は、信仰発達をあらわす心理的機能についてである。

　第1の信仰発達段階の妥当性については、以下のとおりである。

　キリスト教教育学のエリス・ネルソンは、ファウラーが、信仰発達理論を宗教信仰（religious belief）ではなくあらゆる人にとっての信仰（human faith）を理解するための理論とするにもかかわらず、神学的要素が含まれると指摘する。ファウラーは、92ページにわたって発達前段階から第6段階目までのそれぞれの特徴について説明する（Fowler 1981：119-213）。ネルソンは、その説明の中でファウラが第4段階目の「個人的・内省的信仰」と第6段階目の〈普遍化する信仰〉を神学的表現なしに説明できないでいると言う（Nelson 1992：73）。

　しかしネルソンの指摘は、3つの点において問題である。

　1つ目は、ネルソンは、第4段階目と第6段階目のどの点が神学的かについて具体的に述べていない点である。

　2つ目は、第4段階目と第6段階目以外にもファウラーが神学的に論じてい

るのを言及していない点である。たとえば第3段階目でファウラーは、アフリカ系アメリカ人神学者ジェイムズ・コーンの「決定的他者（Decisive Other）」を引用し、神との関係をとおして自己イメージを構築する青年期の特徴を論じている（Cone［1975］1977：119；Fowler 1981：154）。また第5段階目でファウラーは、イグナチウス・ロヨラの『霊操』を引用し（イグナチウス1986；Fowler 1981：185-186）、霊的に内省することについて論じる。そして第1段階目や第2段階目でファウラーは、神学的な概念は用いないものの、被験者の言葉を引用して神のイメージについて触れている。したがってファウラーは、第1段階から第6段階の各段階の説明に、何らかの神学的な言及をする。

　そして3つ目に、発達段階の特徴を神学的に説明することが、普遍的でないことの批判的根拠とはならない。なぜなら誰にでも当てはまる普遍的な信仰理解を構築するためには、まず実際の信仰経験をもとに検討することから着手しなければならないからである[9]。そのためにファウラーが、自分にとって最も身近な研究対象となるキリスト教信仰に着手し、すべての人の持つ特質としての信仰を導き出すことに問題はない。またネルソンは、西洋社会にはキリスト教文化が潜在しているという。その中での調査研究は、どこまでいっても信仰の普遍性を明らかにすることは難しいと指摘する。ネルソンの指摘どおりだとするならば、日本での研究はネルソンの言う限界を乗り越えることができるだろう。

　次に教育心理学のジョン・ブロートンによる指摘である。ブロートンは、ファウラーの信仰発達段階に連続性がないと指摘する。第1段階目から第5段階目までと、第6段階目が、連続していないと言う。ブロートンによれば、ファウラーは359名にインタビューし、それらのデータをもとにそれぞれの特徴を示した。ところが第6段階目の〈普遍化する信仰〉にあてはまる被験者は1名しかいなかった。そのかわりにファウラーは、世界史的な偉人を取り上げた（Broughton 1986：95-97）。さらにファウラーがこれら著名人の一般的なイメージだけを取り上げていることにも問題があると、ブロートンは指摘する（Broughton 1986：95-97）。

　ブロートンと類似した指摘をする研究者がいる。それはキリスト教教育学のシャロン・パークスである。彼女は「第6段階目には実証結果による記述がない。ファウラーは自身の神学的確信と初段階（第1段階目から第5段階目まで）についての実証研究を論理的につなげて第6段階目を作成した」（Parks

1986：144；丸括弧内は筆者の加筆）と指摘する。

　ブロートンとパークスの指摘は、妥当である。第1段階目から第5段階目には被験者の言葉が引用されている。それらの言葉をもとにファウラーは、被験者の人間関係やそれに応じたイメージ・象徴の使い方を説明する。一方でファウラーは第6段階について被験者の言葉を全く引用していない。そのかわりにファウラーは第6段階目に属する偉人としてガンジーのエピソードを挿入する[10]。しかしファウラーは、ガンジーの言葉から彼のイメージや象徴の使い方を説明しているとは言い難い。

　ではなぜファウラーは、第6段階目だけ世界史的な偉人を用いたのだろうか。ファウラーは、直接学んだコールバーグの道徳発達理論に強い影響を受けている。コールバーグは、道徳発達理論の最終段階を「普遍的な倫理的原理志向」とし、その段階に当てはまるのは、仏陀やソクラテス、イエス・キリスト、あるいはガンジーやリンカーンらだけであるとする（コールバーグ　1971＝1987　2004：3）。そしてコールバーグは、哲学者のインマニュエル・カントの「道徳理性の定言的命令」（コールバーグ 1971＝［1987］2004：4）をもとに「普遍的な倫理原理」をあらわす。それは「あなたの意志の格率が常に同時に普遍的な立法の原理として妥当しうるように行為せよ」である。平たく言えば、自分の欲求やその場の思いつきではなく、あらゆる人の幸せにつながるような倫理観を定めて、それに従って行動しなさいということである。コールバーグは、この理想像に向かって人間が成長すると考えたのである[11]。ファウラーもコールバーグに従い、発達段階を組み立てたと考えられる。それは、次のようなファウラーの言葉にあらわれる。

　　　われわれは実証研究を行う前に人生の（初期から成熟期までの）信仰発達段階について仮定した。その仮定した各段階は、実証的な検証に耐えうるように何度も改訂された。しかしその改訂作業の最初から、信仰のイメージがあった。それは初期あるいは未成熟の段階が目指すような成熟した信仰のあり方についてであった。それは成熟した信仰を探求するこの理論の最終的な規範である。（Fowler 1981：199；丸括弧内は筆者の加筆）

　このことから分かるように、ファウラーの信仰発達段階構造は、最終段階である〈普遍化する信仰〉に近づく過程をあらわすものである。そしてその構造

は、コールバーグのやり方に倣って組み立てたのである。

　さてここからは、構造発達理論の視点による第2の批判点、信仰の発達をあらわす心理的機能についてである。それらの批判は、ファウラーが信仰発達を評価するために挙げた信仰機能、つまり信仰にかかわる心理的機能にかんするものである。

　繰り返しになるが、信仰機能は、インタビューをして、被験者の信仰の発達の仕方を評価する時に、その人の語る言葉や態度のどこを見て判断するかという側面（dimension）のことである。信仰機能は、（A）論理の形式、（B）社会的視点の取得、（C）道徳判断の形式、（D）社会的意識の境界、（E）権威の所在、（F）世界を統一する形式、（G）象徴機能の7側面である[12]。験者は、被験者が信仰について語る言葉や態度をてがかりに、「その人の〈論理の形式〉の機能は何段階にあり、〈社会的視点の取得〉の機能は何段階だ」と評価するわけである（Fowler 1981：239-257）。

　これらの7側面についてキリスト教教育学のハリー・ファンハウトは、次のように批判する。それによれば「これら7つの側面が、なぜ信仰発達段階の特徴をあらわす構造となりうるのかについてどこにも言及されていない」（Fernhout 1986：84）。またファンハウトは、特にファウラーが独自にあらわした4つの側面「社会的意識の境界」「権威の所在」「世界を統一する形式」「象徴機能」について何の研究を根拠にしたのかを示していないと指摘する（Fernhout 1986：84）。その上でファンハウトは、ファウラー独自の4つの側面について解釈を加える。ファンハウトの解釈は次のようなことである。

　4つの側面は、イメージの働きをあらわす。イメージの働きとは、ファウラーの示した「究極的環境を包括的にイメージする働き」（Fernhout 1986：85）のことである。究極的環境（ultimate environment）とは、平たく言うと、われわれが自分の経験を意味づけをするときにその経験を捉える枠組み、つまり、写真のフレームのようなものである。

　ファンハウトも、ファウラーを引用しながら「究極的環境を包括的にイメージする働き」について丁寧に説明する。そのためまずここでは「究極的環境を包括的にイメージする働き」について少し整理したい。究極的環境とは「自分の生きる世界はどのようなものか」を捉え「自分とは何ものかということを総括すればどうなるか」を意味づけする包括的な枠組み（a comprehensive frame of meaning）のことである（Fowler 1981：28；丸括弧内は筆者の加筆）。

いわば究極的環境は「毎日の生活でわれわれがどのように（他者または属する共同体に）かかわり、何のためにその人々にかかわるのかを見わたした状態をあらわすものである」（Fowler 1981：28；丸括弧内は筆者の加筆）。そして究極的環境を包括するイメージには２つの働きがある。１つ目は、どのようなものか意識されておらず、暗黙なもので、はかることのできない機能である。そして２つ目の働きは、儀式・神話・象徴・物語・神学や哲学的な構造概念である（Fowler 1981：28）。

　これらをふまえファンハウトは、「社会的意識の境界」「権威の所在」「世界を統一する形式」「象徴機能」の４側面の働きが、儀式・神話・象徴・物語・神学や哲学的な構造概念によって究極的環境をイメージすることをあらわすのみであると批判する（Fernhout 1986：85）。そしてファンハウトは、ファウラーの７側面では、イメージの１つ目の働き、つまり意識されない暗黙なものを評価できないと批判する。さらにファンハウトは「ファウラーのあらわした信仰の７側面には、信仰の『確固たる中心』となるものが欠けている。その欠けているものこそが宗教的な内容である」（Fernhout 1986：85）と指摘する。そしてファンハウトは、「信頼や委ねるという普遍的な人間の能力と、信頼する対象となるさまざまな内容を分けてしまったことが、ファウラーの失敗の原因となった」と指摘する（Fernhout 1986：86）。

　ファンハウトの批判点を整理すると、ファウラーが、信仰の内容を信仰の機能と分けてしまったことで、信仰する対象をいかに信頼し・委ねるのかという情緒的な信仰の働きを除外してしまったということである。つまり信仰機能の７つの側面では、被験者の信仰の情緒的な働き、つまり言葉や概念ではあらわせない「ありがたい」「おすがりしたい」といった信仰の中心となるものを知ることはできないと言うのである。

　パークスも信仰発達理論のイメージの働きについて指摘する。パークスは、哲学者イマニュエル・カントにまでさかのぼる。カントは『純粋理性批判』を提唱した哲学者である。そして「発生認識論」を提唱したジーン・ピアジェは、カントの『純粋理性批判』をもとに理性の働きについて考えた。それが構造発達心理学の基礎となった。そしてファウラーは、ピアジェの提唱した構造発達心理学をもとに信仰発達理論を考案したのである。

　パークスは、このような思想的系譜をふまえ次のように論じる。それによればカントは、理性（reason）を、純粋理性（pure reason）と実践理性（practical reason）に区別した。純粋理性は、認知し実証することである。それに対し、実践理性は、不変の真理（eternal truth）を推測することである（Parks 1986：141）。純粋理性と実践理性の区別によってカントは、人間の認識で捉えられる領域と、捉えられない領域を明らかにした。パークスは、ファウラーを批判する研究者たちが、カントの示したこの実践理性の働きを十分理解した上で、信仰発達理論を理解すべきであると主張する。つまりパークスは、研究者たちが、実践理性、つまり認識では捉えきれない領域を「その人によって捉え方が違う」と個人の主観的問題にとどめてしまったことに問題があると言う（Parks 1986：141）。パークスは、そのような研究者や教育者たちを次のように批判する。

　　　研究者や教育者たちは・・・このような捉えきれない領域を、超越的な経験を介して歪めずに到達することはできないと考える。確かに宗教的な教えを聴いたとき「すべてを受けとめる」ことはできない。それでもその人が能力や経験に応じた理解ができるはずだ。しかし（研究者たちや教育者は）そのように考えない。（Parks 1986：141-142；丸括弧内は筆者の加筆）

　パークスは、実践理性の働きを年齢ごとに明らかにしようとしたファウラーの研究を積極的に評価するべきだと言う。パークスは、その理由としてファウラーが、ピアジェをとおしてカントの実践理性の働きについて理解し、たとえば聖書の内容や教理を個人の主観的問題にとどめず、人間がどの程度まで捉えることができるのかを発達段階ごとに示したことを挙げる。パークスは、ファウラーの信仰発達理論が、実践理性、つまり理性で認識できないものを捉える機能について分析する理論であることを積極的に評価した。

　しかしパークスは、ファウラーの信仰発達理論が、認識できないものを捉える機能の発達を十分に論じきれていないと批判する。認識できないものを捉える機能とは、イメージすることやシンボルを用いることである（Parks 1986：143）。つまりファウラーは、被験者のイメージやシンボルをあらわす働きを、たとえば「字義どおりに理解する機能」「矛盾したものを統合する機能」と評価することにとどまっているのである。シンボルやイメージによってあらわされた内容が、成長に従ってどのように変化するのかを、具体的に論じていない

のである。さらにパークスは、第6段階目の〈普遍化する信仰〉だけが、イメージやシンボルによる信仰の内容を示していると指摘する（Parks 1986：143-144）。

　たしかにファウラーの信仰発達理論は、シンボルやイメージの内容の変化を示していない。ファウラーがシンボルやイメージの用い方について言及するのは、第6段階目の〈普遍化する信仰〉だけである。そのシンボルは「神の国」である。神の国とは「包括的で充実した共同体のために働きを実現する」（Fowler 1981：200）シンボルや「社会的・政治的・経済的・理念的束縛から解放するような領域をつくりだす」（Fowler 1981：200-201）イメージと言える。神の国を示すシンボルは、第1段階目から第5段階目で言及されていない。第1段階目に属する幼児でも、空想に富んだ神の国を表現するはずである。そうであるとするならば、ファウラーの研究チームは、359名にインタビューした際に、神の国について問うこともできたはずである。このことから少なくともパークスの指摘するようにファウラーは、シンボルやイメージの内容の変化に注目していなかったと言える。

　しかしファウラーは、第1段階目から第5段階目の各段階に属する人のイメージについて全く触れていないわけではない。なぜならファウラーは、それぞれの段階で被験者の神のイメージについて論じているからである[13]。ただファウラーはイメージの内容について発達段階全体をとおして体系的に論じていない。そのことが問題である。

　ファウラーは、対人関係の広がりに応じてその人の神のイメージ（イメージ内容）が変化すると理解していると推察される[14]。しかし本研究の課題は、段階ごとのイメージ内容を調査し、その変化を検証することではないため、イメージ内容の変化については、別の機会にゆずらなければならない。

　さてファンハウトやパークス以外にも、ファウラーの取り上げた信仰機能の諸側面について、不十分とする研究者がいる。キリスト教教育学のマリア・ハリスは、ファウラーが信仰の働きとする知ること（knowing）が、理性や科学・概念では不十分であり、音や静けさ・彫刻・絵画・身体的表現といった多様な芸術性によってあらわされなければならないとする（Harris 1986：117-118）。

　ファウラーの信仰発達理論が、信仰の芸術的側面に注目していないとするハリスの指摘は正しい。なぜならファウラーの言う信仰の機能は、言語的表現に集中している。実際の信仰は、ハリスの言うように感覚的身体的機能も含まれ

る。ホスピス・緩和ケアの臨床においても、音楽や描画が積極に取り入れられ、それらがスピリチュアルケアに有効であると言われている（窪寺 2008：112-113）。これらの感覚的身体的信仰の機能は重要な点であるが、本研究の課題でないため別の機会にゆずらなければならない。

（3）女性学の視点による批判的研究

　さらにファウラーの信仰発達理論には、社会心理的な限界があることを指摘する研究者もいる。たとえばハリスは、ファウラーの信仰発達理論が白人男性の経験を解釈するものとして構築されてきたと指摘する（Harris 1986：122）。たしかにファウラーは、前提となる自分の白人男性としての視点を表明したり、性差や人種による違いに言及せずに、信仰発達理論を構築している。信仰発達理論が白人男性中心的であるというハリスの指摘は、妥当である。

　さらにファウラーの信仰発達理論の性差の問題に注目して指摘するのは、宗教心理学のエードリアン・カイルである。カイルは、女性の信仰発達理論を調査研究した宗教心理学者ニコラ・スリーを引用し次のように論じる。「スリーは、信仰発達インタビューによる実証研究を行う。その結果、女性の点数が男性に比べて高くなく、女性のほうが年齢が高くなってから『高次の』信仰発達段階へ進む。ファウラー自身も女性の点数が低く、男性の点数が高いという要素に注目する」（Coyle 2011：16-17；Slee 2004：32）。カイルはスリーの実証研究をふまえ、信仰発達段階の結果に性差があることを示す。つまり男性に比べて女性のほうが、第4段階目以降に至るのが遅いというのである（Coyle 2011：17）。そのことをファウラー自身も認めているという。さらにカイルはファウラーの信仰発達理論が女性への調査研究に適していないことを次のように論じる。

　　ファウラーは、第4段階に「対人関係的な捉え方（relational knowing）」を含むべきであると示唆する。しかしファウラーはその点について改編することない。そのためスリーは、女性特有の信仰のパターンは、ファウラーの記述には適しておらず、特に中間の段階（第4段階目）の特徴となる独立と自律に向けた成長は、関係性の発達には即していないとする。関係性の発達とはギリガンの示した女性の発達に特徴的な要素である。（Coyle 2011：16-17；Slee 2004：32）

確かにファウラーは、第4段階目「個人的・内省的信仰」の特徴が、「自己に権威を求め」たり（Fowler 1981：179）「外界にある権威への依頼心を辞める」（Fowler 1981：179）ことであると示す。それゆえにカイルは、他者への配慮や共同体でのつながりを大切にするといった役割を求められてきた女性たちの成長を正しく評価することができないと指摘するのである。そしてカイルは、構造発達理論のキャロル・ギリガンの指摘した構造発達理論の性差の問題を援用して、ファウラーの信仰発達理論を批判する。ギリガンは、コールバーグの道徳発達理論を批判的に研究し、女性の構造発達理論を提唱した。ギリガンは、コールバーグの構造発達理論が、正義を重んじる男性の傾向に従っており、相手をケアすることを重んじる女性の傾向を見過ごしていると指摘する[15]。

　しかしハリス・カイル・スリー・ギリガンの言う構造発達理論の性差による理論的偏向について、完全に支持することはできない。確かに白人男性であるコールバーグやファウラーが自分の立場に偏り、正義を重んじることを信仰の成長とする見方になりがちであるという指摘は正しい。しかしすべての男性が正義を重んじ、すべての女性が相手への配慮を重んじるという考え方にも偏りがある[16]。この点については、牧会心理学のクリスティーン・ヌーガーを簡潔に引用したい。ヌーガーは「個人的変革は政治的変革（personal is political）」（Neuger 1993：188）という女性学の観点をもとに、政治的・個人的な両面を統合した状態こそが、その人の成長と考えられるべきであると主張する。なぜなら個人の抱える対人関係的な苦しみの変革は、対人関係に影響をもたらしている社会的政治的構造を変革することによってはじめて実現されるからである。つまりヌーガーの主張を信仰発達の論点に援用するならば、対人関係と社会的政治的自律の両面が成長し統合されることが、信仰の成長の課題となる。そして統合に達した信仰発達段階がファウラーの言う第5段階目の「統合的信仰」になると考えてよいだろう。

（4）牧会心理学からの批判的研究

　牧会心理学のカール・シュナイダーは、ファウラーの信仰理解の限界を牧会心理学の視点から指摘する。シュナイダーは、*Stages of Faith* の第22章 "Mary's Pilgrimage；The Theory at Work"（Fowler 1981：217-268）でファウラーが行った症例検討を、再分析する。そしてシュナイダーは、ファウラーの分析と異なる結果をいくつか示す。特に被験者メアリーの描く神のイメージ、そして

弟との関係について、シュナイダーはくわしく論じる。シュナイダーは、ファ
ウラーの分析の問題点について次のように示す。

　それによれば「ファウラーが段階づけ（staging）した被験者の性質は、精
神分析的な用語でいう『知性化』と『理想化』によるものである」[17]。シュナ
イダーは「知性化」という防衛機制や「理想化」という抑圧の働きが、ファウ
ラーの分析を狂わせていると説明する（Schneider 1986：238）。たとえばメア
リーは、神を2つのイメージであらわす。1つ目のイメージは、導いたり許可
を与える存在である。しかしその導きがメアリーに不幸をもたらしても、彼女
は神を責めない。2つ目のイメージは、何があっても彼女を見捨てない救済者
である（Fowler 1981：247；Schneider 1986：238）。ファウラーは、このよう
なメアリーの信仰を一貫していると解釈する。しかしシュナイダーは「メアリー
が、神をあらわす時、その善い面と悪い面を統合できずに『分離』する。これ
は原始的な防衛機制である」と指摘する[18]。つまりシュナイダーによれば、メ
アリーは、神が、自分を不幸にする存在であるとは認めず、最善を与えるもの
して無批判に信じる心理的側面を持つのである。

　またシュナイダーは、メアリーの依存的な態度をファウラーが看過している
ことにも触れる。それによればファウラーは、キリストの存在をもたらしメア
リーの悩みを解決した弟に、メアリーが絶対的な信頼をおいたと解釈している。
シュナイダーは、ファウラーが、メアリーの絶対的依存の態度を美化し、弟を
神の仲介者と解釈したと指摘する（Fowler 1981：263；Schneider 1986：
239）。つまりシュナイダーは、メアリーが弟に対しても、最善をもたらすもの
と無批判に信じているという。そしてシュナイダーは「ファウラーがメアリー
の信仰を防衛機制の側面から見ようとしなかったことが誤った分析結果を導き
出した」（Schneider 1986：240）と主張する。

　シュナイダーの指摘、つまりファウラーに精神分析的観点を欠いているとい
う点は重視すべきである。なぜならファウラーの分析は、まるで聖書解釈のよ
うにメアリーの言葉の意味のみに集中しているからである。ファウラーの言葉
の解釈は、神のイメージや身近な他者のイメージについて意味分析するもので
ある。それに対し精神分析的な視点は、被験者が神や身近なものをイメージす
る要因となる防衛機制や対処機制について明らかにする。

　精神分析的な視点は、看過されてはならない。ホスピス・緩和ケアの患者は、
漠然とした死のおとずれを様々なものに投影する。投影したものが、患者に死

のおとずれをイメージさせる。たとえば患者の中には、病気の進行によって痛みが増強しても、痛みを我慢して薬の量を増やさないものもいる。薬の量が増えることが、病気の進行、ひいては死に近づくことをイメージさせるのである。それで患者は、あえてこれまでどおりの量を服用する。ぎりぎりまで痛みを我慢する。これは防衛機制の1つ、抑圧である。したがって、防衛機制の起きやすい危機にある人のイメージの解釈には、イメージの要因を理解する精神分析的な視点も必要である。しかし心理学の専門家ではない宗教者・スピリチュアルケア師は、防衛機制や対処機制をふまえた解釈が十分にできないかもしれない。臨床心理士や精神科医との連携が必要となるだろう。

さらにシュナイダーはファウラーの信仰発達理論が「被験者の言葉と感情と態度の不一致を理解するために適した指標でない。ファウラーは言葉を重視しすぎる」(Schneider 1986：241) と批判する。

シュナイダーの指摘は、妥当である。なぜならたとえばファウラーは、被験者メアリーが、自分の抱える母親との問題を客観的に評価でき、母親の役割を評価し、自分の役割を認識できると論じる。そのためファウラーは、メアリーの認識の発達を第4段階目とする (Fowler 1981：254-255；Schneider 1986：243)。しかしシュナイダーの指摘どおりメアリーの態度は、終始依存的で自他の分離がはっきりしない (Schneider 1986：243)。たとえばメアリーは、自分が母親の視点（価値観）で、ものごとを見てしまっていることを意識していない。つまりメアリーは、自他の関係を客観的に捉える「第3者の視点（third-person perspective）」を持っていない (Fowler 1981：257；Schneider 1986：244)。このように被験者の認識の発達と情緒の発達は、必ずしも一致しないのである。

さらにシュナイダーは、被験者の語る内容だけでなく、験者と被験者の間に起こる感情や態度の問題について論じる。そして「治療関係（therapeutic relationship）」(Schneider 1986：242) にファウラーは、注目していないと指摘する。

たしかにファウラーは、インタビュー記録で、自分とメアリーの会話だけを記載している。そこにはメアリーの感情や態度はおろか、メアリーに対して起こるファウラー自身の態度や感情について一切記載されていない。分析結果にも感情や態度は、論じられていない。

またシュナイダーは、ファウラーが感情を発達の評価から外していると指摘

する。この点は、前項で引用したファンハウトの指摘と一致する（本書：44）。ファンハウトは、情緒的働きが信仰機能の7側面に含まれていないと批判していた。そしてシュナイダーの検証研究に従うとするならば症例研究でもファウラーは、メアリーの情緒的側面を分析していない。インタビュー中に起こる愛情や親しみ・怒りや畏れは、信頼や不信にかかわる感情や態度である。このことから信仰機能の7つの側面に新たな側面として情緒的側面を加えるかを検討することは、1つの研究課題となるだろう。しかし信仰発達構造の再検討は本研究の中心課題ではないため、今後の課題とする。

　しかし一方で、被験者の信仰を理解する上で、その人のあらわす感情・態度を抜きにすることは、ホスピス・緩和ケアの臨床においてありえない。本研究が取り組むのは、死に直面し「何を食べても美味しいと思えない」「生きていてもみんなに迷惑をかけるだけ」「自分だけが死んでいく」と感じている患者の信仰である。患者が、死の不安や絶望・不条理感・孤独をどのように感情としてあらわすか。それらの感情がどのように身近にいる家族や支援者に向けられるのか。そして支援者がどのようにそれらの感情を受けとめることが支援になるのかについては、本研究で取り組まなければならない重要課題である。これらの死に直面した患者の感情や態度をファウラーの信仰発達理論によってどのように分析するのかについては、第4章の症例研究で論じる。

　最後にシュナイダーは、悪や罪の問題について指摘する。シュナイダーは「ファウラーは、世の中の悪の構造について論じているものの、個人あるいは内的な崩壊についてはほとんど論じていないに等しい」とする（Schneider 1986：247）。悪や罪についての指摘は、次項の神学的視点による批判に含めるべき論点である。しかし牧会カウンセリングに従事するシュナイダーは、心理学的視点から悪や罪の問題について指摘する。そのため本研究は、罪や悪の問題をこの「心理学的視点による研究」の項で論じる。

　さてファウラーが罪や悪を内的な問題として論じていないという指摘についてである。ファウラーは、牧会者あるいは教育者でもある。したがって彼に個人の内的問題に関心が全くなかったわけではないだろう。しかし筆者は、彼がこのような内的問題に応じることを、自身の信仰発達理論の中心にすえなかったと理解する。つまりファウラーは、牧会カウンセリングを受けたり、信仰について学ぶ個々人の具体的に抱える信仰の問題を直接解決することを、研究課題としなかったのである。なぜならファウラーは、もとより組織神学およびキ

リスト教倫理学の研究者である。組織神学やキリスト教倫理学は、信仰あるいは悪や罪の問題を神学的な概念構造として捉えることを目指す。そのような学問的背景をもつファウラーは、それらの概念構造を個々人に起こる実際の葛藤に展開するに至っていないのではないか。シュナイダーも「ファウラーが内的な諸問題を論じるに至っていないのは、ファウラーが自分の依拠するリチャード・ニーバーに関心が向きすぎているからだろう」と結論づける（Schneider 1986：247）。

　シュナイダーの指摘は、的確にファウラーの信仰発達理論の学問的立場を明らかにしている。ファウラーは、信仰発達理論を開発する際に、まず神学者ニーバーに依拠して信仰論を神学的に構築した。したがってファウラーの信仰論の基盤あるいは起点となるのは、神学である。そして次にファウラーは、その信仰が実際にどのような働きを持ち、その働きがどのように成長するのかについて、社会心理学や構造発達心理学に依拠して解明した。その結果、信仰発達理論は、キリスト教教育や宗教心理学における信仰の問題にアプローチするための発達構造を提供することになった。

　したがってファウラーの信仰発達理論の目的は、個人の抱える問題を支援するために臨床の即戦力となる手法を提供することとは言い難い。むしろそれらの臨床で実践可能な手法を考案するための基礎的枠組みを提供したに過ぎない。そのため社会的・文化的・宗教的差異に注目していない、あるいはそれぞれの臨床の現状に即していないと批判する研究者は、自分の属する文脈に即してファウラーの信仰発達理論を独自の方法に発展するべきである。したがって本研究にとってもファウラーの信仰発達理論が日本のホスピス・緩和ケアの臨床でいかに応用できるかを検証することが第一義的な課題となる。

神学の視点による批判的研究

　さてここまで構造発達心理学と女性学、牧会心理学の視点からのファウラーの信仰発達理論の批判的研究について概観してきた。これらの主な批判は、イメージや情緒的な成長が看過されているということであった。その理由として、信仰の機能を評価する7側面が、イメージや情緒的な成長を捉えるのに不十分であること。また信仰発達段階の第1段階目から第6段階目をつくり上げるときに十分な実証研究による検証がなされていなかったこと。さらに症例研究でも信仰機能の7側面が、被験者の心理的な問題を評価するのに不十分であるこ

とが挙げられていた。それらの指摘は、ファウラーが、イメージを、情緒的な側面というよりも神学概念的な側面として理解していることをあらわす結果となった。

　それではファウラーの信仰発達理論は、神学的視点からどのように指摘されているのか。本項ではその点について概観する。本章の日本の信仰発達理論研究で論じたが、とくに多く指摘されているのは、ファウラーが、信仰の機能や形式だけに注目しているという点である。それではファウラーが信仰の機能や形式だけに注目しているとは、どのようなことであろうか。

　まず簡潔に、信仰の機能・形式について整理したい。信仰の機能とは、信じるという行為の心理的機能である。心理的機能とは、ものごとの捉え方、つまり認識・道徳判断・社会的視点の取得・象徴づけ・イメージなどである。そして形式とは、心理的機能によってものごとを捉える枠組みのことである。つまり理性や善悪・社会視点・象徴・イメージのことである。したがって信仰の心理的機能や枠組みだけに注目するという批判は、そのことによってファウラーが、何を信じるのかという信仰の本質や内容を取りあつかわないという指摘なのである。

　キリスト教教育学のクレイグ・ダイクストラは、その代表例である。ダイクストラは、ファウラーの信仰論について次のように指摘する。「宗教および宗教的表現の適性基準が、その内容にもとづいておらず、認識の構造によってのみ示されている」（Dykstra 1986：52）。

　しかしこのダイクストラの指摘には同意しかねる。なぜならファウラーは、信仰の機能と内容の両方に注目すべきであると論じるからである。ファウラーは次のように自身の信仰論について論じる。

　　　わたしは１人の神学者として信仰の「内容」の重要性を　度も看過していない。（信仰の「内容」とは）個々人が「心を委ねる」事実・価値・力・共同体のことである。（Fowler 1981：273；丸括弧内は筆者の加筆）

　ファウラーは、理性やシンボルやイメージを用いる信仰の機能だけでなく、それらによってあらわされる信仰の内容が、その人自身のあり方や世界観を形づくる要素となると主張する。一方でダイクストラは、ファウラーが、信仰の心理的機能を重視すると批判し、次のように論じる。ファウラーは「（ある人が、）

ユダヤ教徒・キリスト教徒・イスラム教徒として何を信じ、何に価値をおき、どのように生きるかということよりも（その人が、たとえば）第5段階目に位置していると評価することを重視する」(Dykstra 1986：53；丸括弧内は筆者の加筆)。つまりダイクストラの指摘は、ファウラーの信仰発達理論の目的が、被験者の信仰機能の発達段階を評価することであり、被験者の生きる意味や価値について明らかにすることではないということである。先述のファウラーの信仰論とダイクストラの指摘は、矛盾しない。双方ともに信仰の内容にこそ、被験者の価値・目的が存在すると論じる。

　さらにダイクストラは、組織神学者ジョン・B・カブ Jr. による信仰の定義を引用し、その定義に依拠しながら自身の信仰の定義を「神のあがないの業に、適切な意思をもって参与すること」とする（Dykstra 1986：55)。この定義でダイクストラの強調するのは、何に対してどのようにかかわるのかという信仰の本質的な側面、つまり信仰の内容についてである。ダイクストラは信仰の本質的側面のない信仰発達理論には、偶像崇拝や不信仰などの誤った信仰を持つ人を指導する、模範的基準がないとする（Dykstra 1986: 55-57)。ここでもダイクストラは、ファウラーの信仰発達理論に、信仰の本質的側面がないと誤解する。なぜダイクストラは、ファウラーの信仰発達理論が、信仰の本質的側面を示さず、信仰の機能だけに注目していると誤解したのだろうか。

　ファウラーは自身の博士論文 *The Development and Expression of 'The Conviction of the Sovereignty of God' in H. Richard Niebuhr's Thought* (Fowler 1971) で、ニーバーの信仰論について考察する。博士論文をもとに出版された *To See The Kingdom: Theological Vision of H. Richard Niebuhr* (Fowler 1974) には、ニーバーの「信頼することとしての人間の信仰（human faith—in fidelity, trust, loyalty, belief)」(Fowler 1974：206)「関係としての信仰（faith as interpersonal structure)」(Fowler 1974：209-211) が論じられている。このことからニーバーの信仰論が、ファウラーの信仰理解の基礎となっていることは明らかである（Fowler 1981：16-18)。そしてファウラーは、ニーバーの徹底的唯一神主義信仰をもとに信仰の理想像を導き出す（Fowler 1981：204)。それは「あらゆるものを生かし満たす共同体の実現に参与する」〈普遍化する信仰〉である（Fowler 1981：200)。このようにファウラーの信仰発達理論以前の研究にさかのぼると、〈普遍化する信仰〉が、信仰の模範的基準となる信仰の本質的側面であることは明白である。このことからダイクストラ

は、ファウラーが信仰論を構築する過程に、十分さかのぼっていないと考えられる。

　続いてキリスト教教育学のリチャード・オスマーである。彼は、ファウラーが、ニーバーの信仰論「徹底的唯一神主義信仰（Radical monotheism）」に依拠していることにさかのぼる。その上でファウラーがニーバーの信仰論を十分に理解しきれていないと批判する。それによれば「堕落のときに歪められてしまった神と人間の関係が、新しい創造の恵みによって回復される」とするニーバーの信仰論に、ファウラーが言及していないという（Osmer 1992：136-138）。

　オスマーの指摘するように、ファウラーは、*Stages of Faith* の第 21 章 "Stage 6. Universalizing Faith" でユダヤ・キリスト教における信仰者の規範としてイエスを取りあげ、イエスについて「神と人そして自然を、神の創造した関係に回復する・・・徹底的唯一神主義信仰者」とあらわすにとどまる（Fowler 1981：205-206）。しかしその記述は、徹底的唯一神主義信仰を要約したに過ぎない。したがってその記述だけでファウラーのニーバー神学に対する理解が不十分であると判断すべきでないと考える。このことは以下に挙げるファウラーの 3 つの論文を読めば明らかとなる。

　まず *To See the Kingdom* でファウラーは徹底的唯一神主義信仰について次のように論じている[19]。それによれば「堕落の出来事によって人間の不信は、信仰の秩序が失われたのではなく歪められてしまった」（Fowler 1974：222）。そして「その不信が、イエス・キリストの信仰心による癒しと和解の力によってあがなわれる」（Fowler 1974：224）とファウラーは、はっきり論じている。これらは、堕落による神と人間の関係が、新しい創造の恵みによって回復されるというニーバーの信仰論について、ファウラーが十分理解していることを示す。したがってオスマーは、信仰発達理論以前にファウラーの構築した信仰論に十分にさかのぼらずにファウラーを批判していることになる。

　またファウラーは、*Stages of Faith* の発表後も、恩寵・あがないによる信仰の回復について論じる。たとえばファウラーは、論文 "Faith, liberation and human development"（Fowler 1992）でも、米国社会の信仰が崩壊し、人々が自己中心的な傾向にあることについて指摘した上で、それにもかかわらず人間が超越的存在・価値・力に参与するようにつくられているため、最善のものを求める力が引き出されるとする。そしてファウラーは、最善のものを求める

人間の力こそが、神からの恩寵であると論じる（Fowler 1992：9-14）。

　さらにファウラーは、著書 *Faithful Change*（Fowler 1996）でも、恩寵による信仰の回復について論じる。人間にとって恥は、神の似姿になりきれないことの自覚であり、堕落のときに生じた自己意識の芽生えによって、そのことを自覚するようになる。そして人間は、キリストとの出会いによって、不完全だと感じて抹消した自己の記憶を呼び起こし、無価値と信じてきた自己を回復する。このようなキリストとの出会いによる自己の回復が、福音書のイエスの癒し物語をとおして語られた神の恩寵であると、ファウラーは論じる（Fowler 1996：132-144）。以上のように、イエス・キリストのあがないによって人間の不信が信仰へと回復するという考えは、ファウラーの信仰論に一貫して存在するのである。

　さてキリスト教教育学のエリス・ネルソンは、ニーバーの徹底的唯一神主義信仰に依拠したファウラーの信仰論について次のように論じる。「徹底的唯一神主義信仰とは、人間の存在の原理、およびあらゆる価値と力の源と中心に忠誠を尽すことである」（Fowler 1981：23；Nelson 1992：64）。「ファウラーは、最上の段階（第6段階目）を構築するために1つの信仰論（徹底的唯一神主義信仰）を用いた」（Nelson 1992：64；丸括弧内は筆者の加筆）。そして「信仰を宗教とかかわりのない人間の特質であるとしたにもかかわらず・・・宗教について忠誠を尽す価値があるものを信じることとし・・・その宗教を徹底的唯一神主義信仰であると論じた」（Nelson 1992：64）というのである。つまりネルソンは、ファウラーが徹底的唯一神主義信仰によって第6段階目をあらわしたことで、彼の信仰発達理論が、キリスト教信仰に傾倒する理論となったと指摘する。本研究は、すでに信仰発達理論について神学的に論じることがすべての人の信仰を論じることにならないとするネルソンの指摘に反論した（本書：40-41）。そのためここで再度くりかえすことをさけたい。

　次にネルソンは徹底的唯一神主義信仰について次のように説明する。ファウラーは、人々が忠誠を尽すものを「〈価値と力〉とした。（〈価値と力〉は）パウル・ティリッヒの定義した、非象徴的な存在の根源としての神を、抽象的に定義したものを言いかえているように見えるが、違うものである」（Nelson 1992：64；丸括弧内は筆者の加筆）。つまりネルソンは、ティリッヒの神の定義を象徴的でないとし、ファウラーの言う〈価値と力〉を、抽象的な原理であるとする。そしてネルソンは〈価値と力〉に忠誠を尽くす徹底的唯一神主義信

仰について「（〈価値と力〉を）神のような位置づけに仕立て上げた」（Nelson 1992：65；丸括弧内は筆者の加筆）と批判する。

　徹底的唯一神主義信仰は、果たして抽象的なのだろうか。ニーバーは、ティリッヒの「無制約的に（unconditional）にかかわるものとしての神」を抽象的と論じた（Fowler 1974：67）。ニーバーは、ティリッヒの「無制約にかかわるものとしての神」を「あらゆる事象を超えており、人間の身のまわりのものごとによって捉えられないけれども、個々人が自己超越することによって捉えることを可能にする」（Fowler 1974：64；Niebuhr 1931：422-423）と評価した。しかしニーバーは、ティリッヒの抽象的な神学が米国の自由主義には適さないと考え、距離をとりはじめた。そして「ニーバーは、ティリッヒを踏襲することなく、独自に神の国への確信（conviction）を修辞的にあらわそうとした。彼は、神の国への確信を、より聖書的で、より関係性を意識したもので、アメリカ人にとって固有のものであると考えたのである」（Fowler 1974：67）。ニーバーは、ティリッヒの抽象的な神が「宗教心を引き出す神学を切望する人々にとって、宗教的な想像力をかきたてるものではなかった。また（ティリッヒの考える）神は、人間の宗教心のあらわれ方を1つにまとめることはできなかった」と理解した[20]。つまりニーバーは、ティリッヒの「無制約的にかかわる神」では人々が自分たちの生活体験をとおして神を想像し理解するような信仰をあらわせないと考えた。その結果ニーバーは、人々が実際に経験できる神とのかかわりとして、神の国を取り上げたのである。さらにニーバーは、神とのかかわりを生活経験の延長線上にあるものとして描くために「価値あるもの・力あるものに信頼したり忠誠を尽す対人関係」によって信仰をあらわしたのである。

　以上のことから、ネルソンが、ティリッヒ・ニーバー・ファウラーに至る信仰論の系譜を十分考慮せずに〈価値と力〉について理解したと考えられる。つまりニーバーのティリッヒに対する議論にさかのはると、〈価値と力〉は、抽象的なものではなく、われわれの生活経験によって神を理解するためのものであると了解できるのである。〈価値と力〉への信頼と忠誠による信仰についてファウラーは「自己の成長は、他者への配慮や信頼なしに実現しない」（Fowler 1974：206）とした上で、ニーバーにとって信仰は、他者と社会生活で同じ価値や力を信頼することによって強くなる信頼関係のことであるとする。ニーバーは、この信頼関係を三項関係と呼び（Niebuhr 1989：47；Fowler 1974：207）、その延長線上にあるあらゆるものを価値づける存在を信頼する信仰を徹

底的唯一神主義信仰とした（Niebuhr［1989］1960：32；Fowler 1974：207-208）。そしてファウラーもこの信仰論を踏襲して〈普遍化する信仰〉をあらわしたのである。

　続いてキリスト教教育学のゴードン・ミコシは、ニーバーとファウラーの神学を人間学的であると評価し、ニーバーやファウラーの論じる神論について概観する（Mikoshi 2003：102）。ミコシは、ニーバーとファウラーの神学が、神と人間の関係をあらわすものであるとし「人間を神の創造・支配・あがないと解放の協働者であると見なしている」（Mikoshi 2003：106）と理解する。

　ミコシは、ファウラーの著作が一貫する神論を持つと理解する。たしかにファウラーは、著書 *Faith Development and Pastoral Care*（Fowler 1987）や *Faithful Change*（Fowler 1996）でも、神の働きに人間が呼びかけられ、それに応じることを使命感（vocation）や協力（partnership）と論じる（Fowler 1987：37-51；Fowler 1996：205-215）。しかしミコシの論点は、神と人間の二項関係にとどまっている。ミコシは、自己と他者の信頼関係の延長線上にある無限で根源的存在である神に出会うという三項関係にもとづいたファウラーの信仰論に至っていない。したがってミコシのファウラー神学理解は不十分である。

　最後にキリスト教教育学のハリー・ファンハウトは、三項関係について検証し批判する。それによればファウラーは、三項関係によって信仰をあらわすときに、かなり広く多様な概念を示していると指摘する。それは、関係内での自分のあり方（the way of being-in-relation）、およびあらゆる社会的力動に秩序、一貫性、意味を与えるしくみである（Fernhout 1986：71-72）。そして三項関係は、あらゆる対人関係と共同体をあらわすものでもある。さらにあらゆる三項関係を包括した最も広い三項関係が、究極的環境（ultimate environment）である。ファンハウトは、この究極的環境についても2つの概念が含まれていると指摘する。それによれば1つは、その人の生活世界全体、つまりその人にかかわるすべての対人関係のことをあらわす。もう1つは、その人にかかわるすべての人間関係を包括したり秩序づけたりする枠組みをあらわす（Fernhout 1986：73）。

　ファンハウトの指摘は、妥当である。彼の指摘は、三項関係と究極的環境の構造が緻密でないことについてである。ファウラーは、究極的環境を限りなく広い現実の人間関係や共同体をあらわすこともあれば、現実の人間関係を超え

た神の国をあらわすこともある。ファウラーは、究極的環境について*究極性*（ultimate）という人間の理性で捉えきれない概念を*環境*（environment）という人間が現実で捉えられる概念によってあらわそうとした。ファウラーは、究極的環境とあらわすことによって、捉えきれない側面と捉えきれる側面の重層的意味を示そうとしたと考えられる。

　この三項関係と究極的環境に対するファンハウトの批判は、本研究の取り組むべき課題のいくつかを示している。

　1つ目の課題は、ファウラーの論じる究極的環境のいくつもの意味合いを、1つずつ定義し直し整理することである。そのためにも<u>三項関係と究極的環境を提唱したニーバーにさかのぼり、三項関係と究極的環境がどのような神学的概念によって構築されたかを明らかにする必要がある。</u>この点については、第3章で論じる。

　2つ目の課題は、三項関係と究極的環境を具体的な信仰発達の問題によって捉え直すことである。そのために<u>筆者の従事したホスピスで生活する患者の具体的な経験によって、三項関係と究極的環境を再検証する必要がある。</u>この点については、第4章で論じる。

むすび

　ジェームス・ファウラーの信仰発達理論の研究について概観した。日本・米国での研究について整理し、さらに米国での研究は、心理学・神学それぞれの視点からの批判的研究に分けて整理した。ファウラーは、構造発達心理学による信仰の心理的機能を提唱しつつも、信仰発達の目指す信仰の理想的・普遍的モデルをニーバーの信仰論を基盤とした。しかしファウラーは、ニーバーの三項関係・究極的環境あるいは〈価値と力の中心〉の重層的意味合いについて詳述せず、それらの概念的枠組みだけを残した。そしてそれらの枠組みは、世界をイメージしたり象徴づける形式として、構造発達理論的な意味合いを持つに至った。そのことによってファウラーの信仰理解は、抽象的で、信仰の本質や内容を欠いたものであるという誤解を受けることになった。

　これらの誤解を解くために、本研究は、第1番目の課題として、ファウラーの信仰発達理論が、日常の人間関係の延長線上にある根源的存在とのかかわり

についてあらわす理論であることを論証する。そのために第3章では、ファウラーが依拠したニーバーの徹底的唯一神主義信仰にさかのぼって概観する。そのことをもとにファウラーの信仰発達理論が、実は、ニーバーの徹底的唯一神主義信仰にもとづいた〈普遍化する信仰〉に近づくことであることを明らかにする。

　第2の課題は、ファウラーの信仰発達理論が、臨床の現状に即しているかを論証することにある。とくにこの理論が個人の内的な問題を理解するための指針となるのかについて、その可能性と限界を明らかにする必要がある。そのため本研究は、第4章において、日本のホスピス・緩和ケアの臨床への信仰発達理論の応用について論じる。宗教信仰を表明しない患者の信仰が、死に直面したことで〈普遍化する信仰〉に近づくのか。またファウラーの信仰発達理論が、患者の信仰を理解しその成長を支援するための指針となりうるのかを検証する。そのことによってファウラーの言う〈普遍化する信仰〉に近づくための支援が、スピリチュアルケアであることを論証する。また第4章では、ファウラーの信仰発達理論を臨床応用するにあたって、臨床に不可欠であると指摘されていた感情面・態度と信仰のかかわりについても検証する。

　以上の2つの課題に取り組む前に、次章では、ファウラーが神学・心理学の諸理論によって構築した信仰発達理論の形成過程について明らかにしたい。

注

[1] 東方は、人間の本質の根本的変革を「深い実存的状況の救済」とあらわす（東方1995b：6）。

[2] 伊藤 2012：190 を参照。伊藤の研究によると、ファウラー以外にも信仰発達理論が少なくとも 14 あることが分かる。伊藤は「『信仰』と『発達』の捉え方が少しずつ異なっているものの、いずれも人間の内的変化のプロセスの特徴を把握しようと努めている」とする。伊藤の紹介する信仰発達理論は、ブルース・パワーズ（1982）、ジョン・ウェスタンホフ（1976：1980）、テンプ・スパークマン（1983）、ラリー・スティーブンス（1996）、ベン・マーシャル（1995）、メアリー・ウィルコックス（1979）、スティーヴ・ヴェルナリック・ローレンス、スコット・ベック（1993）、ポーラ・リーンハート（1993）、ゴードン・オルボート（1997）、フォン・フューゲル（1908）、デビット・エルカヘンド（1997）、アイリス・ヨーブ（1906）である。なお南アフリカ共和国のヨハネスブルグにある His People Christian Church で青年宣教担当主任牧

師に従事するマーク・タイトレイも、自身のホームページ The Youth Ministry Resourcer Mark Tittley's Youth Ministry Library で同じ 14 の信仰発達理論を紹介する。

3　西脇 2001：94 を参照。西脇は著書『日本人の宗教的自然観：意識調査による実証的研究』の中で、日本人の自然とのかかわりについてくわしく論じる。まず西脇は、宗教を定義する。それによれば宗教は、有限性を自覚する人間が、その対極にある無限なるものとのかかわりによって自身の問題の究極的解決を目指そうとする営みである。その上で日本人にとって自然は、自己を意味づけする無限なるものであり（西脇 2004：14-15）、死といった有限性の意味を与える無限存在であると西脇は論じる（西脇 2004：16-17）。西脇はその例として日本戦没学生記念会編の『きけわだつみのこえ』をとりあげる。そして西脇は、文章にあらわれる「枯芝に見出された新芽」や「母なる大地の暖かき愛のもとに帰入する」は、自然描写の中に自己の死の意味を見いだそうとする姿が示されているとする（西脇 2004：17-18）。この例からも西脇は、日本人にとって自然が、自己に死を意味づけする働きを持つものであると論じる。

4　たとえば日本のホスピス・緩和ケアでは、スピリチュアリティを生きる意味・目的と同一視する考え方が主流となりつつある。哲学者村田久行は「生きる意味と意欲を回復すること」（村田 2004：1025）をスピリチュアルケアとし、人間の生きる意味は時間性・関係性・自律性 3 つの次元によって成り立っているとする（村田 2005：129）。

　　さらにすでに亡くなった人々とのむすびつきも日本文化に特徴的なスピリチュアリティとされる。仏教学およびスピリチュアルケア学の谷山洋三は、祖先崇拝を「日本人の信仰の特徴である」（谷山 2010：356）とし、「先祖代々」「生まれ変わり」「先祖が帰ってくる」「お迎え」といった祖先とのつながりは本来仏教思想にない民間信仰であるとする（谷山 2010：355-356）。

5　キリスト教教育学、牧会ケア・カウンセリング学の研究者の多くは、構造発達心理学の研究者でもある。

6　また学会誌の掲載論文の研究方法や引用文献としても用いられている。特に多く掲載されている学会誌は、*International Journal for the Psychology of Religion*, *Religious Education*, *Journal of Psychology and Christianity*, *Journal of Adolescence*, *Religious Studies Review*, *Pastoral Psychology*, *Journal of Psychology and Theology*, *Journal of Adult Development*, *International Journal for Practical Theology*, *British Journal of Religious Education* などである（Fowler, Streib, and Keller 2004[1986]：79-92）。

7　ストライブによればファウラーの信仰発達理論を研究方法に用いた博士論文は、

1976 年から 1999 年の間に 100 件以上あった（Streib 2003：16）。

　たとえばマイケル・バックランドは HIV の発症にともなう危機による信仰発達の問題を研究する（Backlund 1990）。ペリー・ベセットは、壮年期の信仰発達について研究している（Bassett 1985）。またナンシー・デヴォは、女性牧師の記述したものを分析しファウラーの信仰発達理論と女性の心理的な発達を比較する（Devor 1989）。またレオナルド・ブレドレイは、ファウラーの信仰発達理論と他の心理分析方法の相関性を研究する（Bradley 1983）。ケネス・コンプリメントは、カトリック教会での性的不品行を行った聖職者のアイデンティティと信仰発達の関係について研究する（Compliment 1997）。スンヒュン・ニョは、韓国長老派教会の宣教方法や教育プログラムを評価するために信仰発達理論を用いる有用性について研究する（Nho 1993）。

8　Streib 2003：16-17 を参照。ストライブは、減少の理由をはっきりと示していない。しかしファウラーの信仰発達理論研究の多くが、博士論文であり、電子化やマイクロチップでの閲覧に限られているものが多かったと報告する。

9　西脇は、ファウラーが信仰を人間に普遍的な活動と定義しながらもたとえば「超越的中心」という概念を既成宗教の「超越」と同じ意味で用いることについて指摘する。西脇は、神学者であるファウラーがキリスト教的意味合いで「超越」を用いることについて、次のようにファウラーを支持する。それによればファウラーがキリスト教的意味合いで「超越」をつかう意図について「『主要な宗教伝統』以外に『超越』の表現形態として引き合いに出せるものがない以上・・・人間世界と現象世界を『超越した』ということではないだろうか。もっとも、キリスト教神学者であるファウラーが神学的傾向を帯びた用語法を用いるのは、むしろ自然であるし、少なくとも西洋の宗教的思惟のなかでは妥当しているであろう」（西脇 2001：93）。つまり西脇も、ファウラーが信仰あるいは超越という概念を普遍的なものとして論じる際に宗教的信仰の用語を用いらざるを得ないと考えるのである。その上で西脇は、ファウラーの言う「超越」が日本のように現実世界を超越した存在を信じることが自明でない文化で妥当かどうかについては疑問視する（西脇 2001：94）。

10　ガンジーのエピソードは次の通りである。「ガンジーは修行の場を造り、家庭に下層階級の人々を招き入れたことを妻のカストゥルバは何も言わずに受け入れた。しかしガンジーが招き入れた人々の排泄物を自分で清掃せずに彼女に命じたとき、彼女はもうこれ以上のことはできないと思った」（Fowler 1981：202）。このようにファウラーは、第 6 段階に属する人が、完璧な善人でないことをあらわすために妻の辟易とした思いを例に挙げた（Fowler 1981：202）。

11　Kant［1908］1911：133-134 を参照。カントは、最高善がわれわれの認識可能な世界を超えた世界でのみ実現されるものであるとする。その上でわれわれの理性がこの

状態を求める本性があるとする。

12　各段階の信仰機能の特徴については、本書、信仰発達の機能（要約）Fowler 1981:
244-245；本書：128-129 を参照。

13　ファウラーの論じた各段階の神のイメージを簡潔に記す。

たとえば第1段階目「直感的・投影的信仰」に属する人は「空想（make-believe）」
あるいは「非現実的（unreality）」な神のイメージをもっている（Fowler 1981：129-
131）。

第2段階目の「神話的・字義的信仰」に属する人は「神の自然法的（natural law）
な体系を直感的に描き・・・その中で神は世界の秩序を互恵的に司る存在と信じて
いる」（Fowler 1981：146）。また第2段階目の神のイメージは、他者の視点を取得
することによって「老人で白いあごひげをたくわえている」というように擬人的に
なる（Fowler 1981：139）。とくにこのとき視点を取得する相手は、身近な家族や友
人であり（Fowler 1981：139）、とくに両親の決定する価値観が世界を支配する神の
イメージと一致することも多い（Fowler 1981：141-142）。

第3段階目の「合成的・習慣的信仰」になると、相互関係的に神をイメージする
ようになる。それは、神に知られることによって自分とは何ものかを知るようにな
るということである（Fowler 1981: 153）。そしてこのような特別な存在として神を
イメージすることを、アフリカ系アメリカ人神学のジェームス・コーンを引用し「決
定的他者（Decisive Other）」（Cone [1975] 1997：119；Fowler 1981：154）とする。

第4段階目の「個別的・内省的信仰」になると、社会的な関係が最大限に広がる。
さまざまな人間関係を経験し、そのたびに新しい社会的視点を取得する中で、自分
自身の理念を確立し、自分自身に権威があると感じるようになる。その結果これま
で影響を受けてきたイメージやシンボルを批判的に見るようになる。ファウラーは、
それを「権威的自我（executive ego）」（Fowler 1981：179-180）と呼ぶ。

第5段階目の「総合的信仰」に属する人は、自分自身も含めたあらゆるものの中
に価値があると思うようになる。そのことによって「一人ひとりの中に神がいる」
というように、神が、世界のあらゆるところに流れるように存在し、自分自身も含
めた世界全体を統合するように働きかけるとイメージする（Fowler 1981：194）。そ
してその領域をイメージすることで、その実現のために行動を起こせるようになり、
第6段階目の〈普遍化する信仰〉の神の国に参与するという信仰へ近づく準備を行う。

14　ファウラーは、各段階の神のイメージについて論じる際に、神のイメージの変化が「社
会的視点の取得」とかかわると論じる。社会的視点の取得は、構造発達心理学のロバー
ト・セルマンによって示されたものである（Selman 1975）。それは、他者がどのよ
うにものごと（自分のことも含む）を見ているとその人が認識しているかというこ
とである。社会的視点の取得は、他者理解あるいは対人関係の成長にかかわるもの

である。

15 Gilligan［1982］1993：62-63 を参照。ギリガンは、コールバーグを次のように批判する。その批判は、コールバーグが、公平性・権利・黄金律にもとづく正義や人間の権利の原理について人間がいかに応じるのかをもとに第5段階目・第6段階目を論じているということである（Gilligan［1982］1993：20）。そしてギリガンは、女性の経験が、権威的構造によらない人間のむすびつきをあらわすイメージによって再解釈されるべきであると指摘する。そして再解釈のときに、正義と配慮の両方が重んじられるべきであるとする（Gilligan［1982］1993：62-63）。

16 精神医学のレン・スペリーは、ギリガンの提唱した道徳発達の観点の性差が、昨今の研究において否定されていると説明する。ギリガンの示した道徳発達の正義重視かケア重視かという観点の違いは、性差によるのではなく、道徳にかんして提示された問題の質の違いによって生じるとする（Sperry 2001=2007：63-64）。

17 Schneider 1986：238 を参照。知性化とは、感情的な態度をとるのが普通の場合にこれを排して知的に問題をあつかう防衛機制の1つ（岩城 1995［1979］：161）。理想化（理想我ともあらわされる）とはフロイトの「超自我」と同じ。「良心的自我」で抑圧を行うパーソナリティーともいえる。子ども時代に親などを見習ってつくられた抑圧の習慣。とくに自分がこうありたいと考えるモデルで、理想とされ愛されるように振る舞う。そしてそれは劣等感を伴う（岩城 1995［1979］：248）。

18 Schneider 1986：238 を参照。分離とは、無意識のうちにある観念あるいはその他の精神機能システムが、人格全体から分かれて独立することである（岩城 1995［1979］：217）。

19 オスマーは「ファウラーが博士論文や *To See the Kingdom* でニーバーの信仰論について示しており、ファウラーにとってニーバーの信仰論が、ピアジェの構造発達心理学やエリクソンの自我心理学よりも重要である」（Osmer 1992：136）と説明する。しかしオスマーは、ニーバーの信仰論について論じるときにファウラーの *To See the Kingdom* を引用しておらず、そこからファウラーの理解するニーバー神学について論じることはない。そのためかオスマーは、ニーバーについて論じる際にファウラーが主に依拠したニーバーの草稿集 *Faith on Earth* ではなく別の著書 *Christ and Culture*（Niebuhr 1951）を引用している（Osmer 1992：148）。

20 ファウラーは引用文献として "Theology in a Time of Disillusionment" を挙げている。これは、イェール大学の同窓会でニーバーが行った講義内容の手書き原稿である（Fowler 1974：67-68）。

第2章　ファウラーの思想と信仰発達理論の形成

　本章では、ファウラーの思想と信仰発達理論の形成過程を年代順に論じる。最初にファウラーが信仰発達理論を完成するまでの思想形成の変遷を俯瞰する。そのことによって彼が、ニーバーの徹底的唯一神主義信仰を基盤に信仰発達理論を組み立てたことについて明らかにする。次に信仰発達理論の発表後のキリスト教界への影響について論じる。とくに教派ごとの信仰発達理論の受け入れ方について明らかにする。そのことによって各教派の信仰理解が、信仰発達理論の受け入れ方に影響することを明らかにする。

　そのための手順は以下の通りである。本章は、ファウラーが自身の研究を系譜的に示した論文 "Faith Development at 30: Naming the Challenges of Faith in a New Millennium" (Fowler 2004) と、リチャード・オスマーとリン・ブリッジャーズがファウラーの伝記として著した論文 "James Fowler" にある程度依拠しながら論じる[1]。年号が示されていないものについて、いくつかデイビッド・クレマーの著書 *Guides for the Journey: John Mcmurray, Bernard Jonergan, James Fowler* (Creamer 1996) を参照する。さらにエモリー大学倫理センター (the Center for Ethics) のホームページと合同メソジスト教会のホームページも参照する[2]。

　以上にもとづき本章は、ファウラーの信仰発達理論の諸相と系譜を俯瞰する。尚、ジェームス・ファウラーは、アルツハイマー疾患により療養し、2015 年 10 月 16 日に 75 歳で死去した[3]。

1　幼児期

　1940 年ジェームス・ファウラーは、ノースキャロライナ州のリースビル (Reidsvill) という町に生まれた。父は、合同メソジスト教会の牧師としていくつかの小さな教会を牧会していた (Osmer and Bridgers)。母は、クエーカー出身であり、父と結婚後メソジストに改宗した (Fowler 2004 : 406)。ジェームスが生まれた頃、両親と母方の祖母、年長のいとこが一緒に住んでいた。

ジェームスには二人の妹がおり、すぐ下の妹は22か月違いで、2人目の妹は8歳違いであった（Osmer and Bridgers）。

　ジェームスの母方の祖母は、元学校の教師であった。祖母は、ずっとファウラー家に住んでいるわけではなく、4人いる子どもの家を転々としていた。彼女がファウラー家にいる時には、ジェームスと同じ階に寝泊まりしていた。祖母は、ジェームスの教育に多大な影響を及ぼしていた。たとえば10月生まれのジェームスは、9月からはじまる小学校生活を一年待たなければならない。その間彼は祖母からさまざまなことを教わった。翌年彼は、小学校を2学年目からはじめることができた（Osmer and Bridgers）。またジェームスは、祖母の膝の上でさまざまな物語を聴いたようである。ジェームスは「私が大学で歴史を専攻したのは、祖母の語ってくれたさまざまな自伝に大きく影響されている」と語っている[4]。彼の伝記を記したオスマーとブリッジャーズは、ジェームスが祖母の物語を聴いた経験は、彼が信仰発達理論を開発するために多くの人の物語を聴くことを大切にしたことにつながっているだろうと述べている（Osmer and Bridgers）。オスマーとブリッジャーズの言うことは確かにそうである。なぜならファウラーは、信仰発達理論を *Stages of Faith* を発表するまでに359人のインタビューをし、その分析を行っているのである（Fowler 2004：410）。

　ジェームスの生まれた1940年といえば、1929年に起こった大恐慌が終わりを遂げた時期であり、第二次世界大戦が開戦されて間もない時期でもあった。ジェームスによれば、彼の最初の記憶は、ノースキャロライナ州のコンコードという工場町に住んでいた頃だったという。ジェームスは「第二次世界大戦の脅威と深刻さを感じていた」（Fowler 2004：406）と記している。彼の住んでいたノースキャロライナ州の第二次世界大戦による戦死・行方不明の兵士は、7100人を超えている[5]。この戦死者・行方不明者の数からも彼にとって戦争の脅威が身近であったことが窺える。またコンコードという町は、19世紀初頭より綿織物工業が主流であり、たくさんの工場が立ち並んでいた[6]。綿織物工業は米国の主要産業である。そのため第二次世界大戦の前後の景気は、町全体に大きく影響した。また郊外に広がる綿花農場では貧しい白人や多くのアフリカ系アメリカ人が働いていた。このような環境でジェームスは、貧富の格差や人種差別を経験した。

　合同メソジスト教会の牧師は、およそ 4 年ごとに別の教会へ赴任しなければならない。ジェームスの父も例外ではなかった。ファウラー一家は、ファウラーが生まれたリースビル (-1942 年)、コンコード (1942-1946 年)、スプルースパイン (1946-1951 年)、フォレストシティ (1951-1953 年) とノースキャロライナ州内を転居した。ファウラー一家は、父がノースカロライナ州のレイクジュナルスカ (Lake Junaluska) カンファレンスセンターの所長として赴任したとき、ようやく落ち着くこととなる。ジェームスが 13 歳のときであった。彼は、多くの転居に伴い「自分は、親友と別れることに鈍感にならなければならなかった」と回顧している[7]。しかしジェームスは、父の教会赴任によって、さまざまな教会共同体を経験したことになる。彼が信仰発達理論を論じる中で信仰を「共同体・言語・礼拝・養育といった他者や社会とのかかわりを要するもの」(Fowler 1981：xiii) と理解したのは、彼自身が新しい教会に移るたびに、そこに集う人々の交わす言葉や習慣や礼拝を新たに経験し習得する経験があったからであろう。

　ジェームスは、教会生活の中でも牧会者・神学者となるきっかけとなった出来事をいくつか経験した。1 つは彼が 6 歳から 11 歳までスプルスパインに住んでいた頃のことである。彼は、父に伴いエーブリー群の刑務所へ行った。ジェームスは、刑務所内にぎっしり並んで父の説教を聴く多くの人が、アフリカ系アメリカ人であることに愕然とした (Osmer and Bridgers)。彼が南部の白人社会にいながらも、社会の不平等に関心を向けるようになったのは、このような経験があったからである。

　もう 1 つの経験は、「リバイバル礼拝」に参加したときのことである。彼は、父に伴って礼拝に出席した。そこで説教者である父の信仰の確かさと情熱に心打たれ「主なるキリストのために自分の人生を献げたいと心から思った」(Fowler 2004：406) という。その最初の経験は 5 歳のときで、その後も 11 歳と 16 歳のとき、父以外の説教を聴き、2 度ほど同じ経験をしたという。このような「リバイバル礼拝」は、もともとジョン・ウェスレイによって行われたメソジスト教会の伝統であり、今の福音主義教会のものとは少し異なると彼自身が述べている (Fowler 2004：406)。彼があえてこのような信仰体験を告白したのは、おそらく彼が信仰発達理論を論じる上で重要だと考えたからであろう。彼は、キリスト者にとっての信仰発達理論を、理想的な召命感 (vocational ideal）を求める過程であると論じる（Fowler 2000：60）。彼は、召命感を「その人の生きる目的を探求することである。生きる目的とは神の大義の一部である」と定義する（Fowler 2000：vii）。ここから類推すると、信仰発達とは、人生の中で大いなるもの（キリスト者にとっては神）に出会い、その出会いをとおして示された生きる目的（召命感）を少しずつ確信するようになり、その目的を目指して生きることである。そして生きる目的は、人間の個人的なものにとどまるのではなく、大いなるものの指し示すもの（キリスト者にとっては神の国）の実現につながっているというのが、彼の理解である（Fowler 1987：27）。彼が信仰発達を召命感の探求としたのは、おそらく彼自身が召命体験をしたことによるのだろう。そして彼が召命感を個人的なものにとどめず、神の国の実現、つまり社会正義や平和、環境保全の実現に参与することとしたのは、彼が直面してきた貧困・差別・暴力の問題が影響しているのであろう。

　ジェームスの幼児期は、貧困・差別・暴力の問題が、米国社会に大きく波紋をもたらした時期である。ジェームス自身もファウラー一家の生活状況あるいは父の赴任する教会に集う人々の生活状況から、それらの問題に接することとなった。貧困・差別・暴力の問題に直接行動を起こすのは、大学入学以降のことになる。

2　大学以降

　1958 年ファウラーは、アンジー・B・デューク奨学金を受けてデューク大学へ進学した（Osmer and Bridgers）。彼は歴史を専攻した。彼は宗教学部の新約聖書学、旧約聖書学、神学の授業を受講した（Fowler 2004：406）。

　ファウラーの学生時代は、公民権運動や反ベトナム戦争運動がキャンパス内で盛んになり始めた頃である（Osmer and Bridgers）。ファウラーは、デューク大学のメソジスト学生センターのチャプレンであったアーサー・ブランデンバーグに影響を受け、これらの学生運動に参加するようになった（Fowler 2004：406）。ファウラーはブランデンバーグについて次のように回顧する。ブランデンバーグは、キリスト教の宣教がリベラルでありながらも神学的確かさが必要であることを示した。またブランデンバーグは、キリスト者としての生活と、人権活動のどちらにも、知的かつ道徳的な行動が必要であることを、学

生に示した（Osmer and Bridgers）。ブランデンバーグの影響でファウラーは「平和と正義のために働くキリスト者の責務」について深く考えるようになったと述べている（Osmer and Bridgers）。ファウラーは、NAACP（National Association for the Advancement of Colored People）など、いくつかの社会主義・平等・平和運動に従事するようになった[8]。

　ファウラーは、大学2年生の夏休みに生涯の伴侶となるローライン・ロックリアと出会う。彼は、高校時代から続けていたレイクジュナルスカ・カンファレンスセンターの整備の仕事をしているとき、彼女はカフェテリアで働いていたのである。彼女は、サウスキャロライナ州のモンクスカマーという町の出身であった。ファウラーより1つ年上で、当時ウインスロップ大学の3年生であった。ファウラーが4年生のときに彼女は、デューク神学校のキリスト教教育学の修士課程を修了した。卒業と同時に2人は、結婚することとなった。卒業後ドゥリュー大学の神学校に移ってから3年間、マディソン合同メソジスト教会で、彼は青年担当牧師、ローラインはキリスト教教育担当者として働いた（Fowler 2004：406-407）。ローラインは、ハーバードメモリアル教会、エンブリーヒル合同メソジスト教会、グレンメモリアル合同メソジスト教会でキリスト教教育担当者として働いた（Osmer and Bridgers）。彼女のキリスト教教育担当者としての知識と経験によってファウラーは、教会に集う人々の信仰の成長への関心を抱くようになる。ファウラーは、倫理神学から、実践神学の教育・研究へと関心を広げることとなった（Osmer and Bridgers）。

　1962年ファウラーは、ドゥリュー大学神学校に入学し、1965年に学士（B.D.）を取得する（Fowler 2004：407；Creamer 1996：114）。この頃ドゥリュー大学は、多くの有能な研究者が集まっていた。その中でもファウラーは、組織神学のカール・マイケルソン、倫理学のジョン・ゴジー、ハワード・クラーク・キー、ジョージ・ケルシーの名前を挙げ、自分の学問的形成に大きく影響を受けたと回顧する（Fowler 2004：407）。とくにファウラーは、カール・マイケルソンを通してドイツの神学者で解釈学的神学のゲルハルト・エーベリングについて学んだ。ファウラーは、エーベリングがドゥリュー大学で1学期間教える間、直接学ぶ機会を得た。エーベリングにドイツ神学を学んだ経験は、後にファウラーが信仰発達理論を展開するときに、ドイツの実践神学者カール・アーネスト・ニプコウ、フリードリッヒ・シュヴァイツァーや、スイスの構造発達心理学者フリッツ・オーサーといったヨーロッパの研究者たちと共同研究

する素地となった（Osmer and Bridgers）。1991年ファウラーは、ニプコウ、シュヴァイツァーとともに信仰発達理論の批判的注釈書 *Stages of Faith and Religious Development: Implications for Church, Education, and Society* を著作・編集し出版している（Fowler 2004：416）。

　1963年8月、ファウラーはワシントン大行進に参加した（Osmer and Bridgers）。このことは、ファウラーにとってドゥリュー大学神学校在学中のもう1つの大きな経験となった。彼は、神学校からの唯一の参加者であった。ここでファウラーは、マーティン・ルーサー・キング Jr の「わたしには夢がある」の演説を聴くこととなった。彼は、神学校に戻ると、履修予定の講義で人種差別と経済問題の解放運動にかかわりのないものを辞め、宗教と社会生活についての講義を中心に履修することにしたという。ファウラーが幼少期に経験した貧困・差別・暴力の問題は、大学、神学校へ進学し、さまざまな運動に参与することで、人種問題・経済学差問題という具体的かつ思想的なものとして認識されていったのである。これらの認識は、社会正義・平等・平和の問題を問う倫理学へとさらに彼を進展させたのである。

　1965年ファウラーは、ハーバード大学宗教社会学の博士課程後期課程への入学許可を得た。この時ハーバード大学では、H・リチャード・ニーバーが教鞭をとっていた（Fowler 2004：407）。ファウラーは、ニーバーの倫理学と神の国神学を研究テーマに選んだ。1971年彼は、学位論文 *The Development and Expression of 'The Conviction of the Sovereignty of God' in H. Richard Niebuhr's Thought*（Fowler 1971）を同大学に提出し、博士号（Ph.D）を取得した。その後出版された *To See The Kingdom: The Theological Vision of H. Richard Niebuhr*（Fowler 1974）は、学位論文を加筆・修正して出版したものである。

　ファウラーは、*To See the Kingdom* の第5章で、ニーバーの草稿 *Faith On Earth* に示されたニーバーの信仰論について論じる[9]。そしてニーバーが *Faith On Earth* で論じた信仰論こそが、ファウラーに信仰発達理論を想起させたのである（Fowler 2004：407）。ニーバーの信仰論については詳しく後述するが、以下の点が信仰発達理論に影響を与えている。まず「信仰がすべての人にとっての特性であること」（Fowler 1981：5）、「信仰とは、自己と他者が互いの存在を支える原理を見いだし、その原理に双方が信頼と忠誠を尽す三項関係によって経験されるものであること」（Fowler 1981：16-17, 32-33）、「信仰が理

性的なものだけでなく感じたりイメージする行為であること」(Fowler 1981：24-25)、「信仰の形成や変革は日常生活で経験される三項関係の変化によって生じること」(Fowler 1981：33-34)。そして「信仰の理想像となる第 6 段階〈普遍化する信仰〉のイメージをニーバーの徹底的唯一神主義信仰を援用してイメージしたこと」(Fowler 1981：204；丸括弧内は筆者の加筆)、「(〈普遍化する信仰〉とは)存在の根源となるものに信頼し忠誠を尽すかかわりとしての信仰であり」(Fowler 1981：204；丸括弧内は筆者の加筆)、「様々な存在の持つ多様な価値がどれも尊重されるような正義・価値によって統合されること」(Fowler 1981：205)などである。ファウラーは、ニーバーの信仰論を援用して、徹底的唯一神主義信仰を基礎に〈普遍化する信仰〉をあらわし、〈普遍化する信仰〉に近づく過程を信仰発達として理論化したのである。

　さらにファウラーは、パウル・ティリッヒから大きな影響を受けたとも論じている[10]。とくにティリッヒの *Dynamics of Faith* (Tillich 1957)をファウラーは取り上げる (Fowler 2004：407)。ティリッヒの信仰論についてファウラーは、次のように論じる。

　　われわれの日常生活の中で「神の価値(god values)」とは、われわれに究極的にかかわるものである。われわれが実際に礼拝をしたり、心から献身するものの先に究極的関心がある。究極的関心は、我々の自我あるいは自我に連なるものの中心に位置すると言えよう。自我に連なるものとは、仕事や名声・評価・権力・影響力・富である。われわれの究極的関心は、家族・大学・国家あるいは教会の中にも見出されるかもしれない。また愛や性・愛するパートナーもその人の究極的関心の中心的活動の一部となるだろう。究極的関心は、信条や教理に示されるような信念よりも力強いものだと言えるだろう。つまり究極的関心によって示される信仰とは、宗教の組織的・文化的な形式に見いだされるものではない[11]。

ティリッヒの信仰論をとおしてファウラーが論じようとした信仰とは、何気ない日常生活の中で、自分を愛し生かす究極的なものと出会うことである。
　こうしてニーバーやティリッヒに学んだファウラーは、信仰を、日常生活の営みをとおして究極的なものとのかかわりを見いだすこととした。そしてこの信仰理解が、ファウラーの信仰論の基礎となったのである。

ファウラーは、博士論文の執筆と同時期に、牧会にも従事する。1968年ファウラーは、アメリカ合同メソジスト教会の按手を受けた（Creamer 1996：114）。そして彼は、10代後半を過ごしたレイクジュナルスカに戻り、インタープリターズ・ハウスという宣教活動に就くことになる。彼をインタープリターズ・ハウスの宣教活動に誘ったのは、この活動を創始者のチャーリー・マーニー牧師であった（Fowler 2004：407）。マーニーは、ファウラーが10代の頃から知っている牧師であった。マーニーは教会史で博士号（Th.D）を取得し、バプテスト教会に属しながらも超教派的に知られた牧師であった（Fowler 2004：407）。マーニーの始めたインタープリターズ・ハウスでは、15名から20名の男女が参加する3週間の集中修養会を開催していた。修養会で参加者は、自分たちについて語ることによって自分の個人的な問題のみならず、召命や霊性も変化する（transforming）経験をした（Fowler 2004：407）。ファウラーは、修養会の指導者として多くのことを経験した。彼は経験したことを次のように述べている。

　　　インタープリターズ・ハウスで学んだのは、参加者が、丁寧に聴いてもらうことによって、次第に率直に語り出し、彼らの信仰や召命感を探求するようになることであった。語る人の言葉を聴き解釈する技術が、それまで語ることのなかった召命感・傷心・慈愛の経験を引き出し、その人の信仰や召命感を変革し新しくする「場」（holding environment）を提供するのだと知った。（Fowler 2004：407）

　ファウラーは、修養会で参加者を指導することをとおして、信仰の成長と変化について経験した。そして信仰の成長と変化には、語る人の言葉を丁寧に聴く場が必要であることも学んだのである。

　またファウラーは、アフリカ系アメリカ人の青年対象に、数週間の修養会を開催したことを特筆している。参加した青年は、のべ250名いたという。修養会は、公民権運動のただ中にあった青年たちに黒人としてのアイデンティティと指導力に誇りを持つことを目指した（Fowler 2004：407）。ワシントン大行進に参加したことをはじめ、人種問題や経済格差問題に参与してきたファウラーにとって、修養会での指導は、人種問題・経済格差問題に直面する青年た

ちを直接支援する機会となった。

　ファウラーの修養会指導の経験が、信仰発達理論研究に与えたものはもう 1 つある。それは、エリック・エリクソンのライフサイクルの 8 段階であった（Fowler 2004：407；Erickson 1950：222-247）。ファウラーは、修養会の指導を行うための枠組みを作るにあたり、エリクソンの『幼児期と社会』の第 7 章「人間の八つの発達段階」に示された人間の発達課題に依拠したのである。エリクソンの示した発達課題とは、人間は乳児期から老年期までのライフサイクルでそれぞれの発達時期に経験する実存的課題があり、それを対処するまたはそれに失敗することによってアイデンティティを確立することである[12]。ファウラーは、参加者が、エリクソンの発達課題に従って、幼児期や青年期に自分が大切にされた経験や傷ついた経験を見つめ直し、それらの経験がいかに自分の信仰形成に影響しているかを探求するように指導した（Fowler 2004：408）。

　ファウラーにとって、インタープリターズ・ハウスでの修養会指導の経験が、信仰発達理論研究のきっかけとなったことは言うまでもない。これらの経験をとおしてファウラーは「信仰の変革や人間形成について学ぶ学生に、乳児期や幼児期に経験した出来事や人間関係に立ちかえることで、成人した現在のアイデンティティや信仰の形成が可能になることを真剣に受けとめてほしいと考えた」（Fowler 1981：38）と述べている。ファウラーは、信仰について「信頼する他者・共同体とともに、信頼し委ねるものを共有している状態」であると理解する。彼は、修養会の参加者が過去の出来事や人間関係を振り返る作業に伴ったことで、信仰が他者や共同体とのかかわりの中で形成されることを理解したのである。

3　*Stages of Faith* 発刊まで

　1969 年にファウラーは、インタープリターズ・ハウスを辞してハーバード大学へ戻り（Creamer 1996：115）、博士論文執筆のかたわらハーバード大学神学院で教鞭をとりはじめた（Fowler 2004：409）。担当したのは修士課程（Master of Divinity）の実践神学の科目 "Theology as the Symbolization of Experience." であった（Fowler 2004：408-409）。この授業でファウラーは、ニーバーやティリッヒの神学を基礎にし、エリクソンの心理学やロバート・ベラー

の宗教社会学などの理論に対応させながら、信仰の成長や気づきについて教えた。授業形態は、インタープリターズ・ハウスと同じで、10人ずつの少人数制のグループ作業を取り入れたものであった（Fowler 2004：409）。学生は、課題文献を読み、家族や教会共同体での信仰にかかわる経験を共有しあった。ファウラーは、信仰を学問的な問題にとどめず、個々人の経験にもとづく具体的な事柄として教えた。そして信仰を具体的に考える時に避けてとおれないのが、個々人が参与する社会である。この頃のアメリカ社会は、ベトナム戦争終結、公民権運動の隆盛の中にいた。ファウラーは、学生とともに、何が正義か、何が倫理的な正しさか、何が市民権かということについて深く葛藤し、討議を重ねた（Fowler 2004：408-409）。ファウラーにとっても、この大きな社会変動は、これまで正しいと信じられていた価値が根本から問い直される経験であった。ファウラーは、根源的な価値を探求し信じる信仰のあり方について論じる必要を感じたのであろう。

　その頃ファウラーの信仰発達理論の開発にきっかけを与えた人物がいた。ハーバード大学大学院教育学部の教授ローレンス・コールバーグであった（Fowler 2004：409）。ファウラーの講義を受講していた学生が、ファウラーをコールバーグに引き合わせたという。ファウラーは、道徳発達センターを立ち上げたばかりのコールバーグに強い刺激を受けた。ファウラーは、コールバーグから道徳発達理論とその調査方法について学んだ。道徳発達理論とはコールバーグがジーン・ピアジェの発生認識論をもとに開発した理論である。ピアジェやコールバーグらの理論は、心理学の中で、構造発達心理学と呼ばれている。構造発達心理学は、人間の認識する働きの成長について示した理論である。認識機能の成長が、ある一定の構造をもって起こることから、このように呼ばれる。構造発達心理学を要約すると次のようなことである。

　人間の認識は、外界を対象として取り入れる「枠組み（シェマ）」を持つ。「枠組み」が形成されていくことによって認識機能は、成長する。そして認識の「枠組み」が形成されていることによって認識機能が成長する。そして認識の「枠組み」がどのように形成されるかは発達段階ごとに標準化されており、それは文化や社会を超えた普遍的なものである[13]。

　ファウラーは、発達の段階が標準化されることによって、どのような背景を持つ被験者の発達段階も評価しやすくなると理解した（Fowler 1981：101）。そしてファウラーは認識の「枠組み」の形成段階が、信仰の成長にもあてはま

ると考えた。

　彼は、これまで研究してきたニーバーやティリッヒの信仰論、エリクソンの心理社会的発達理論に、構造発達心理学の理論を融合させることで、信仰発達理論を構想したのである。

　ファウラーは、ピアジェやコールバーグを援用した理由について、エリクソンの心理社会的発達理論が立証可能な調査結果を得られなかったからであると述べる（Fowler 1981：106）。ファウラーは「成長は、段階ごとに経験する心理社会的危機を対処することによって生じる」（Fowler 1981：107）とする、エリクソンの発達理解を踏襲しつつ、発達を把握する方法については、ピアジェやコールバーグの構造発達理解を援用したのである[14]。

　しかしファウラーは、構造発達心理学をすべて受け入れたというわけではなかった。とくにファウラーが異論を唱えたのは、ピアジェやコールバーグの構造発達心理学が認識や道徳判断という理性にだけ注目した点であった。認識や道徳的判断は、実際に目に見て理解できる事象や対人関係を捉える。一方で信仰は、人間の五感的認識では捉えきれない超越的・究極的なものをも捉える。そのため信仰は、理性だけでなく、感じたりイメージする働きも含むと、ファウラーは考えたのである。ファウラーは、ピアジェやコールバーグの理論を「合理的確実性の理論（the logic of rational certainty）」とし、自身の理論を「確信性の理論（the logic of conviction）」とした。そして信仰が、認識や道徳判断を含んだ包括的な働きであると考えたのである（Fowler 1981：99-103）。

　ファウラーは、信仰発達理論を面接調査する理論に発展させた。彼は面接用の質問票、そして面接内容を解釈分析する指標を作成した。彼は面接調査を行い、その結果によって得たデータをもとに現在知られる 6 段階の信仰発達段階を完成させた[15]。

　その成果からファウラーは、1973 年から 1979 年にジョセフ・P・ケネディー基金からの助成金を得た。研究プロジェクト名は「道徳信仰発達研究プロジェクト」であった（Fowler 1981：viiii）。3 年間でファウラーは、指導する学生と共に 359 名へのインタビューを行った（Fowler 2004：410）。

　ファウラーは、信仰発達理論による調査研究中に受けたいくつかの影響について論じる。1 つは「コールバーググループ」に参加したことである（Osmer and Bridgers）。ここには、コールバーグのもとでハーバード大学大学院教育学部に属するキャロル・ギリガン、ロバート・セルマン、ロバート・キーガン

がいた。その他にキリスト教教育学のシャロン・パークスらもいた。とくにキーガンは、ファウラーが 359 名のインタビューを分析するのに協力した（Osmer and Bridgers）。またシャロン・パークスは、*Faith Development and Fowler*（1986）の編著者となった（Fowler 2004：410）。ファウラーは、構造発達心理学者たちとのかかわりについて「構造発達心理学の豊かな研究環境が与えられた」（Fowler 2004：410）と記す。

　もう 1 つの影響は、1970 年代はじめにファウラーの授業を履修した 3 人のイエズス会士の存在であった。3 人のイエズス会士は、終生誓願前の修練期間（Tertianship year）であった（Fowler 2004：409）。彼らとの対話をとおしてファウラーは、自身の信仰理解が、理性的あるいは認識的に傾倒していることに気づいた。そして言語であらわしきれない深くスピリチュアルな祈りやスピリチュアルなものの必要に気づいた。また彼らをとおしてファウラーは「聖イグナチウスの霊操」（the Spiritual Excises of St. Igunatius）について知り、ロバート・ドハティ神父に学んだ（Fowler 2004：409）。「聖イグナティウスの霊操」は、イエズス会で行われる観想のための手引きである。罪を認めることから始まり、本当の恵みに気づいていくという過程をたどる（Foster and Smith［1990］1993：224-227）。ファウラーは聖イグナティウスから受けた影響について次のように記す。

> 　聖イグナティウスの考え方は、わたしの批評力を否定したり辞めさせるものではなかった。しかし私にテキストを読むことからはじめる習慣をゆずるように教えた。聖イグナティウスの観想の祈りによってわたしは、聖書テキストを読み、その意味を分析したり推論する代わりに、テキストが自分自身のあり方を引き出し、自分のニーズや自分の中に起こる霊的な働きを意識化させることを学んだのである[16]。

「聖イグナティウス霊操」は、信仰発達理論の第 5 段階目「統合的信仰」の定義で論じられている。「統合的信仰」は、外界によって与えられた観念や自分自身で構築してきたアイデンティティの限界を、それらを超えた観点によって見直すものである（Fowler 1981：186）。またファウラーははっきりと記していないが、おそらく自己の内面や聖霊の働きを重視する「聖イグナティウスの霊操」は、ピアジェやコールバーグの構造発達理論と彼の信仰発達理論の違

いをはっきりと意識させ、信仰の働きが理性や認識だけでなく感情やイメージを包括したものであると考えるきっかけになったのであろう。

1976年ファウラーは、ハーバード神学校で7年間の任務を終えた。彼は終身在職権を得ることができず、1976年からの1年間、イエズス会立のボストン大学（Boston College）に移り、そこで准教授として神学と発達心理学を教えた（Osmer and Bridgers）。この時ファウラーは "Faith and Life Cycle" という授業を担当する。これはエリクソンの8段階のライフサイクルとコールバーグの道徳発達理論にもとづいた信仰探求についての授業であった（Creamer 1996：117）。ファウラーの思想史を著わしたクリーマーは、ボストン大学での経歴について論じた後、ファウラーの次の言葉を引用する。

> わたしは大学と教会の両方に仕える運命にあるのだろう。わたしは生まれてから、成長し、今に至るまでさまざまな立場の交わりあう場所で生きてきたように思う。（Creamer 1996：117）

ファウラーは、交わりあう場所を「境界（boundaries）」とあらわす。ファウラーは、人生の中で常に境界を経験してきた。これまで振り返ってきたように、彼は、白人共同体に属しながらも、アフリカ系アメリカ人の人種差別・経済格差に直面し、その解放のために積極的に参与してきた。さらに牧会者・研究者となってからは、神学研究に従事しながらもエリクソン・ピアジェ・コールバーグらの発達心理学研究に従事した。またキリスト教界でも、合同メソジスト教会に従事しながら、その教義に固執するのではなく、カトリックの学生と対話し、カトリックの大学で教鞭をとった。これらの経歴は、ファウラーが多様な学問や伝統を受け入れる許容力を構築した。また多様な立場を包括し統合するあり方は、ファウラーの信仰理解にもあらわれている。彼にとって、信仰とは、あらゆる人にとっての特質である。また彼にとっての信仰の理想像は「あらゆるものを愛し・生かす根源的存在の働きに参与する」ことである。そしてこのような理想の信仰に近づくことが、彼の考える信仰の成長である。

さて1977年、ファウラーは、エモリー大学チャンドラー校神学院の神学・人間発達の准教授として招聘される。

その後1990年に彼は、チャールズ・ハワード・チャンドラー神学・人間発達教授となり、1994年には倫理学センターの初代所長に就任した。以後2005

年に引退の年を迎えるまでエモリー大学に身を置いた。

エモリー大学に就任後も、ファウラーは、教鞭の傍ら、信仰発達理論の調査を続けた。1981 年 *Stages of Faith* をようやく完成させ出版した。2015 年現在で *Stages of Faith* は 142,800 冊が出版されている（Hodges 2015）。

ファウラーは、信仰発達理論研究と同時期に、いくつかの論文、著書を出版している。1 つは論文 "Faith, Liberation, and Human Development"（1971）である。これは、1971 年にギャモン神学校で開催された連続講演会の内容をもとに著されたものである[17]。また 1976 年にサム・キーン、ジェロウム・ベリーマンとともに参加した会議の内容を収録したものが、*Life Maps: Conversations on the Journey of Faith*（1980）である（Osmer and Bridgers）。またファウラーは、*Trajectories In Faith* と題し、マルコム・エックスの自伝を信仰発達理論によって分析したものを掲載した。

もう 1 つは、論文集 *Toward Moral and Religious Maturity*（1980）である（Fowler 2004：415）。1979 年ファウラーは、南フランスのシトネー会修道院で行われたカンファレンスに出席した。カンファレンスには、ベルギー、スイス、アイルランドの研究者が出席し、アメリカからは彼の他コールバーグ、ケイガンが出席した（Fowler 2004：415）。研究者の宗教的背景は、プロテスタント、カトリック、ユダヤ教であった。このカンファレンスの諸発表を収録したものが *Toward Moral and Religious Maturity* であった。

4　*Stages of Faith* 発刊後

Stages of Faith は、キリスト教界で広く読まれた。ファウラーの信仰発達理論の受け入れられ方は、教派の教義や伝統によって大きく異なった。

カトリック

いち早く信仰発達理論を受けいれたのは、ローマ・カトリック教会であった。カトリック教会には、カテキズムを学ぶ教区学校あるいは教会教育の習慣がある（Fowler 2004：411）。信徒は、カテキズム書にしたがい、基本的な信条や戒律や秘跡について記憶し讃美できるようにならなければならない[18]。カテキズム教育によって子どもから青年、成人に至る幅広い年齢層が、信仰や道徳に

ついて学ぶ。カトリックの教育者たちは、信仰発達理論を、幅広い年齢層に信仰教育をするための方法として用いた（Fowler 2004：411）。

　ファウラーは、カトリック教会が信仰発達理論を積極的に受け入れた理由に、コールバーグの道徳発達理論を挙げる。と言うのも、カトリック教会は、コールバーグの道徳発達理論をすでに教育に取り入れていた。道徳発達理論を援用した信仰発達理論は、カトリック教会にとって受け入れやすかったのである。カトリック教育が道徳発達理論をすでに受け入れていたのは、自然法（natural law）を基盤の1つとしていたからである。自然法とは、自然の法則を、創造主である神の意図と理解することである。自然法において理性は、人間の自然な特性と理解される。そして人間が理性によってイエス・キリストの福音を受けとめることを信仰とする。したがって人間の道徳判断する機能が一定の法則で成長していくという道徳発達理論を、さらには理性を信仰の働きの一部と理解する信仰発達理論を、カトリック教会は問題なく受け入れることができたのである（Fowler 2004：411）。

プロテスタント

　プロテスタント教会の中には、ファウラーの信仰発達理論を受け入れた教派と、そうでない教派があった。

　積極的に受け入れた教派は、ユニテリアン教会、合同メソジスト教会、バプテスト教会で急進的なグループ、聖公会、ディサイプル派の教会、ユダヤ教会改革派であった（Fowler 2004：411）。これらの教派は、教会教育を、社会性の習得や、教訓や譬えによる道徳教育の涵養としてきた。彼らは、ファウラーの信仰発達理論がこのような教会教育を支持するものと理解した（Fowler 2004：411）。

　彼らは、信仰発達段階が実証的であると理解し、教育に役立つと考えた。（Fowler 2004：411）。

　たとえばチャールズ・グリーンとシンディ・ホフマンの行った調査は、信仰発達段階を実証的に用いた代表的なものと言えよう。第1章でも論じたように、グリーンとホフマンは、主流のプロテスタント教派立大学の文学部の学生160名への交友関係に関わる質問調査し、第3段階目以前に属する学生が自分と同じ教派の学生を好むのに対し、第4段階目・第5段階目の学生が、教派の区別をせずに交流するという結果を示した（Green and Hoffman 1992：259-264；

本書：38-39)。グリーンとホフマンの研究は、学生の対人的視点・社会的視点と信仰発達段階の相関性を明らかにした。グリーンやホフマンのように、受け入れに積極的な研究者は、児童・生徒・学生の性質を把握し、どのような教育を行えばよいかを検討する基準として、信仰発達段階を用いた。

しかしこれらの教派の間で、批判も生じた。彼らは、信仰発達理論が、理性を信仰の働きの1つとすることを問題視したのである。理性を信仰の働きとすることの問題は、次の点である。

理性こそが、人間を原罪に至らせ、自己欺瞞と独りよがりになる危険性をもたらすという考えである。そして彼らは、理性の働きによって罪に陥りやすい人間が、成長するために必要なものは、聖霊の力と導きに委ねて悔い改める贖罪信仰であると指摘した（Fowler 2004：411）。これが彼らの信仰発達理論に対する批判であった。

受け入れに最初から消極的だったのは、ルター派、長老派、ユダヤ教会保守派であった。ファウラーは、受け入れに消極的だった理由として、信仰発達に道徳的改善があることや、信仰発達に自己責任がかかわるという点を挙げる。とくにルター派やカルヴァン派は、信仰を、イエス・キリストをとおして与えられる神からの恩寵と理解する。したがって彼らは、信仰を人間の力で涵養するという考え方に批判的であった。たとえば実践神学者であり長老派教会の牧師であるリチャード・オスマーは、ジョン・カルヴァンが『キリスト教綱要』示したことをもとに、次のように論じる。

> 人間の信仰とは、生まれながらに備わっているもので、本質的には敬虔さを意味するものである。・・・人間は、堕落の後も、偶像を建てることによって神から背き続けた。・・・主なるキリストは、人間に代わって不信による罪を負い、信仰深さを差し出すことによって、創造の時に与えられたはずの本質的な敬虔さを回復した。そこには神の恩寵と聖霊の働きも介入したのである。（Osmer 1992：137）

このようにオスマーは、信仰を、神から与えられたものであり、信仰の発達（オスマーは回復とする）は、イエス・キリストを介して、神の恩寵と聖霊の働きによってなされるものだと言う。したがってオスマーは、構造発達心理学の考えにもとづいた信仰の発達、つまり人間の信仰が自ずと変化するという考

え方を、受け入れられないと言うのである。

むすび

　ここまでファウラーの思想と信仰発達理論の形成過程を年代順に整理し、信仰発達理論発表後のキリスト教界への影響について論じた。そのことでファウラーの信仰発達理論の神学的・心理学的諸相と系譜を明らかにした。

　ファウラーは、牧師である父の影響で理想的な神学教育を受けることになったと同時に、目のあたりにした貧困・差別・暴力の問題によって、彼に社会主義・平等・平和運動に参与するようになった。このような彼の関心が、ニーバーの徹底的唯一神主義信仰を研究するきっかけとなった。ファウラーは徹底的唯一神主義信仰を基盤に信仰の理想像を「あらゆるものを愛し・生かす根源的存在の働きに参与することを」とし、それを〈普遍化する信仰〉と名付けた。同時期に彼は、牧会者として信仰修養の指導にあたった。その時エリクソンの発達心理学を学んだ。その後ファウラーは、道徳発達理論を提唱したコールバーグと出会い構造発達心理学を学んだ。このような過程を経てファウラーは、人間の信仰が〈普遍化する信仰〉に近づく成長過程を、構造発達心理学によって整えた。それが信仰発達理論である。

　ファウラーの信仰発達理論は、これまで信仰の成長について実証研究する方法が少なかったため、キリスト教界に大きな反響をもたらした。その受け入れは、教派の信仰理解によって大きく異なった。その信仰理解は、信仰に理性を含むのか、信仰が涵養できるものなのかという神学的に重要な課題につながるものであった。しかしまず本研究は、信仰発達理論の信仰論の神学的側面を考察することからはじめたい。

注

1　James Fowler（Retrieved October 11, 2018, http://www.talbot.edu/ce20/educators/protestant/james_fowler/#bibliography）

2　Emory Center for Ethics（Retrieved December 17, 2015, http://ethics.emory.edu/people/Founder.html）.

3 Hodges, Sam, 2015, "Scholar left mark with 'Stages of Faith'," United Methodist Communications, (Retrieved December 17, 2015, http://www.umc.org/news-and-media/scholar-left-mark-with-stages-of-faith).

Kinlaw, Kathy, 2015, "Tribute to Dr. James Fowler," Emory Center for Ethics, (Retrieved December 17, 2015, http://ethics.emory.edu/about_the_center/J_Fowler.html).

Laurel, Hanna, 2015, "Rmembering James Fowler," Emory Candler School of Theology, (Retrieved December 17, 2015, http://candler.emory.edu/news/releases/2015/10/remembering-james-fowler.html#sthash.tbdxRBnl.dpuf).

4 Osmer and Bridgers を参照。オスマーとブリッジャーズは、ローライン・ファウラー所有の家族歴を引用している。(Retrieved October 1, 2016, http://www.talbot.edu/ce20/educators/protestant/james_fowler/)

5 National Archives World War II Honor List of Dead and Missing Army and Army Air Forces Personnel from: North Carolina (Retrieved October 9, 2016, https://nara-media-001.s3.amazonaws.com/arcmedia/media/images/29/15/29-1427a.gif)

6 History of Concord, NC (Retrieved October 9, 2016, http://historyofconcordnc.weebly.com/cotton-mills.html)

7 Osmer and Bridgers を参照。オスマーとブリッジャーズは、ローライン・ファウラー所有の家族歴を引用している。

8 NAACP は 1908 年イリノイ州のスプリングフィールドで起こった人種暴動に対して、人種問題について討議しようと始まった会議。アブラハム・リンカーンの生誕 100 年の日、1909 年 2 月に創設された。NAACP, "Nation's Premier Civil Rights Organization" (Retrieved October 11, 2018, https://www.naacp.org/nations-premier-civil-rights-organization/) を引用。

9 Fowler 2004：407 参照。ファウラーの博士論文執筆中に未発表であった *Faith On Earth* は、ニーバーの死後 1989 年に、息子のリチャード・R・ニーバーによって編集され出版されている。

10 ファウラーは、*To See the Kingdom* で、ティリッヒのリチャード・ニーバーへの影響について論じる。それによればティリッヒの著書 *Religiose Lage der Gegenwart* を翻訳し英語圏に紹介するべきであると評価したのは、ニーバーであった。またニーバーとティリッヒは、宗教哲学者エルンスト・トレルチを研究している（Fowler 1974：61-62）。

11 Fowler 1981：4-5 を参照。ファウラーは、ティリッヒの *Dynamics of Faith* の引用箇所を示していない。おそらくファウラーは、ティリッヒの無制約的なものへの関心（Tillich 1957：10-11）、あるいは究極的関心（Tillich 1957：11）を要約的に引用

している。さらにファウラーが、人間が日常生活で経験や感情や思想の中に無制約的なものや究極的なものの意味を理解しようとする人格の中心的活動（centered act of the personal self）について論じている箇所は、Tillich 1957：9-10 に依拠していると推測される。

[12] Fowler 1981：109；Erikson 1968：155-165 を参照。エリクソンは、アイデンティティの構成要素が発達段階に加わってそれが統合されることをアイデンティティの形成であると説明する。

[13] Kohlberg 1971a＝［1987］2014：23 を参照。コールバーグは、講演録「道徳性の発達段階」で発達段階の特徴を示す。

[14] Erikson 1950：246 を参照。エリクソンは、われわれが第 1 段階目の課題「基本的信頼」を獲得して第 2 段階目へ進み、第 2 段階目の課題「自律」を獲得するというように、人生の危機に直面するごとに課題を乗り越えて成長し、第 8 段階目の課題「統合」に至ると考える。その中で「基本的信頼」は、第 2 段階目以降そのまま変化しないのではなく、それ以降の段階の課題の獲得とともにさらに成長し、最終的に成熟した信仰になるという。

[15] Fowler 2004：409 を参照。6 段階それぞれの特徴については、付録（本書：167-175）を参照。

[16] Fowler 1981：186 およびイグナティウス 1986：14-15, 16, 53, 220 を参照。聖イグナティウスは、たとえば「指示」の項において「これから続くすべての霊操において、わたしたちは考える時には、知性を働かせ、感動を起こすときには意志を働かせる。注意すべきは次のことである。言葉にせよ、あるいは心の中だけの祈りにせよ、わたしたちが意志を働かせて主なる神と聖人に話している間は、知性を働かせて考えている時よりもより深い敬意が必要であろう」と、知性と感性を必要に応じて働かせるように指示する。

[17] Osmer and Bridgers を参照。"Faith, Liberation, and Human Development" という連続公演は、ギャモン神学校のサーキールド・ジョンズ記念講演会の 1 つとして 1971 年からはじめられたものである。その論文は *Foundation* 39 （1971）に収められており、再編されたものが *Christian Perspectives on Faith Development*（Astley and Francis 1992）に収められている。サーキールド・ジョンズ記念講演会は、ギャモン神学校の卒業生である合同メソジスト教会のサーキールド・ジョンズ主教の死後、彼の家族の賛助によってはじめられたものである。この講演会は、「説教・社会奉仕・多人種間共生」を主題とした講演を行っている。（Retrieved October 17, 2016, http://www.itc.edu/academics/lectureships/）を引用。

[18] Creamer 1996：129 を参照。カテキズム教育の起源は、1566 年のトリエント公会議にさかのぼる。トリエント公会議は、宗教改革直後に開かれ、カトリック教会の教

義を確認することを目的としていた。その中でカテキズム教育もカトリック教会の教義を伝えるための重要な位置づけを担うこととなる。カテキズムは、1885 年に発刊されたボルティモア・カテキズムに従って行われるようになった。ボルティモア・カテキズムとは、道徳や信仰についての問答形式のマニュアルである。ボルティモア・カテキズムが「公教教理」として用いられたのは、第二ヴァチカン公会議までである。

コラム2　〈価値と力の中心〉とは

　〈価値の中心〉（centers of value）あるいは〈価値と力の中心〉（centers of value and power）という言葉は、耳慣れない言葉である。

　この言葉は、価値論で用いられる。価値論とは、哲学の一分野で、価値とは何か、価値基準にもとづいてどのように価値判断のかを論じる学問である。とくに倫理学・美学・経済学などで取りあつかわれている。

　経済学の竹井潔は、論文「H. R. Niebuhr の価値論——価値と力の中心」の中で〈価値の中心〉について次のように説明する。価値とは、価値を評価する主体と評価される客体との間で理解される（竹井 2005：623）。そしてたとえば経済社会に生きるわれわれにとって貨幣は、ものごとの価値を評価する中心となる（竹井 2005：624）。ものやサービスを交換するためにお金が〈価値の中心〉となると言われると、大変理解しやすくなる。

　しかし価値は、お金のように、実際の経験の中でものごとの「値打ち」を検討するだけではない。ものごとの「よさ」について検討する価値もある。実は、ファウラーの援用したニーバーの信仰論は、価値論の「よさ」にもとづくのである。

　「よさ」は、「真理」あるいは「義」と言い換えるほうがよいかもしれない。真理とは、たとえば「われわれは何のために生きているのか」「この世界はなぜこのような状態なのか」ということを明らかにするものである。そしてニーバーは、真理を理解するための価値の基軸を、神の啓示と理解したのである。

　ニーバーは、価値と神の啓示をむすびつけるという考えを、神学者アルブレッド・リッチュルの価値神学によって導き出した。リッチュルの価値神学とは、キリストによって示された神の啓示が、われわれの道徳的価値を判断する基軸となるという理論である。リッチュル自身は、カントが実践理性で示した道徳的価値にもとづいている（竹井 2005：636-367）。

　それではなぜ神の啓示が、価値の基軸〈価値の中心〉となるか。それは神が、最も高い価値をつくり、霊的な創造物として人間の価値をつくって「よし」と言った存在だからである。そして人間の価値をつくり出した神を、われわれに価値を与える中心として、信頼し忠誠を尽す。これが、価値論によってニーバーの案出した、信仰論である。とくにニーバーのいう信頼とは「自己を価値づけるもの」に委ねることである。そして忠誠とは「自己を価値づけるもの」に従うことである（竹井 2005：642）。

第3章　ファウラーの信仰発達理論の神学的諸相と系譜

　ここまで見てきたように、ファウラーの信仰発達理論は、信仰の心理的機能を重視し、信仰の内容を論じていないという批判を受けてきた。また彼は、援用したニーバーの徹底的唯一神主義的信仰を論じきれていないという批判も受けてきた。

　そこで本章では、これらの批判が妥当であるかを検証するため、ファウラーが信仰発達理論を構築した過程をさかのぼる。そのために2つのことに取り組む。まずファウラーが、信仰をどのように理解しているかについて明らかにする。そこでは、ファウラーが信仰の成長をあらわすために用いる概念、すなわち三項関係、〈価値と力の中心〉、究極的環境、回心について明らかにする。

　次に、ファウラーのニーバー研究にさかのぼる。とくに彼のニーバーの研究書 *To See the Kingdom*（1974）を取り上げ、ファウラーが信仰論の基盤とした、ニーバーの信仰論について、明らかにする。

1　ファウラーの信仰論

　まずはファウラーが、どのように信仰を理解しているかについてひも解いていく。

（1）信仰の基礎概念

　ファウラーは、信仰について単に絶対的他者（the Absolute Other）や超越者（the Transcendent）といった対象を直截に信じることと理解しない。彼にとって信仰とは、信頼関係のことである（Fowler 1981：16-17）。信頼関係とは、大切な人と自分とが、お互いを信じて頼りにする固いむすびつきのことである。ファウラーは、信頼が、自分と相手が信じあうことだけでは不十分とする。自分たちの関係を固くむすびつけるものや、自分たちを支えてくれるものへの信頼があって、互いの信頼は成立する。信頼関係とは、自分・相手・自分たちをむすびつけたり支えてくれるものとの関係であると、ファウラーは考

える。そして彼は、自己・他者・自分たちを支える存在の三者のむすびつきを三項関係（triadic structure）と呼ぶ。そしてファウラーは、三項関係を、われわれ人間の信頼や忠誠をあらわす基礎概念とする。

（2）三項関係

　ファウラーは、三項関係を分かりやすく説明するために、幼児と養育者の関係を用いる（Fowler 1981：16-17）。彼は、信頼と忠誠の経験が、生まれたと同時にはじまると、理解する（Fowler 1981：16）。生まれてすぐの幼児は、自分の力だけで生存することができない。自分を養い自分の必要を満たし、安全に生活できる場所を提供してくれる人を、最初のよりどころとする。それが養育者である。そして幼児は、よりどころとする養育者をとおして「自分の生活する世界はこういうものだ」と直感する（Fowler 1981：16）。

　幼児と養育者の信頼関係には、第3のものが介在する。第3のものとは、養育者が、自分の信頼して幼児に与えるもののことである（Fowler 1981：16）。

　第3の存在について、子育ての場面を例に考えてみる。子どもが泣いている。母親は、おむつが汚れていないか確認した後、眠いのか、お腹が減っているのか、時計を見ながら考える。ミルクの時間が近ければ、子どもを抱いてミルクを与える。母親はミルクがしっかり飲めるよう子どもの体をしっかり抱き、ミルクを与える。飲み終わるまでしっかり飲めているか確認しながら過ごす。母親は「しっかり食べることは生きるために必要」という価値観で子育てをする。子どもは、たっぷりミルクを与えられ、おなか一杯になることで、安心して眠りにつく。子どもは、母親の「しっかり食べることは生きるために必要」という価値観を理解するよりも、それを満腹感や安心感として直感する。そして「しっかり食べることは生きるために必要」という価値観は、子どもの成長の土台となる。

　子どもは成長し、離乳食、普通食へと移行する。母親は、栄養バランスを考え、嫌いなものも美味しく食べられるように、いろいろと工夫する。さらに成長し、子どもが、自分で料理したり買ったりして食べるようになる。簡便さや周囲の環境によって、いろいろなものを口にするようになる。しかしそれでも、食べることと心や体の健康はつながっていることを理解し、できるだけ健康によいものを考えて食べたり、美味しいものを楽しんで食べることを大切と考えるだろう。こうして子どもは、生活やいのちを支えてくれると養育者自身の信

図 1　三項関係

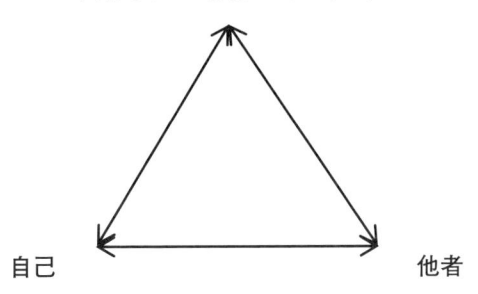

共有される〈価値と力の中心〉

自己　　　　　　　　　　　　他者

(Fowler 1981：17)

じるものを、同じように信じるようになるのである。

　自分の生活やいのちを支えてくれると信頼するものは、価値観以外にも、生きる意味、目的 (causes)、他者の存在、組織など多岐にわたる[1]。ファウラーは、意味や価値を与えてくれる他者・目的・組織などを〈価値と力の中心〉(centers of value and power) と総称する。幼児と養育者の間にこの〈価値と力の中心〉が介在する関係が、三項関係である。

　ファウラーは二項関係を図 1 のようにあらわす。双方向の矢印は、信頼と忠誠をあらわす。自己と他者は互いに信頼と忠誠を尽す。そして自己と他者は同じ〈価値と力の中心〉に信頼と忠誠を尽すことによって、互いの信頼と忠誠も強まる。先ほどの幼児と養育者の関係を、図 1 にあてはめるならば、幼児は自己であり、養育者は他者である。そして養育者が幼児にもたらす「しっかりと食べることが生きるために必要」という価値観が、〈価値と力の中心〉である。

（3）信仰発達

　ファウラーは、このような三項関係が、われわれの成長にしたがって変化していくと考える。成長にしたがってわれわれは、養育者だけでなく、その他の家族・友人・学校・仕事組織とより広い社会関係を持つようになる。そのたびに他者となるものは変わり、共有する〈価値と力の中心〉も変化したり、新しくなる (Fowler 1981：17)。〈価値と力の中心〉は、次のように変化していく。

たとえば養育者との三項関係で乳幼児は、愛情を与え生かしてくれるものを満足感や安心感として直感する。

　子どもは、自分で物をつかんだり、移動ができるように成長する。すると、ぬいぐるみを抱いてやわらかさや温かみを知覚することで、自分が抱かれているのを想起し、愛情を確認する。

　就園すると、絵本やアニメーションのキャラクターになりきって、ごっこ遊びをする。そのことをとおしては、自分がこうありたいというイメージを、友だちと共有する。子どもは、言語を習得することで、自分にとって大切な価値を、感じ取るだけでなく、自分から伝えられるようになる。

　学童期に入ると、授業で言葉や数式あるいは生活上のルールを学び、それらを同級生と話しあったり、それらを基準に行動するようになる。〈価値と力の中心〉の多くは、学級や学校で共有される。

　さらに青年期に入ると、抽象的・観念的な概念を理解するようになる。その理解は、ただ習得するだけではない。すでに得た知識によって吟味するようになる。自分の属する組織や職場の同僚に対し、自分の使命感や価値判断によって正しいと思うことを伝えたり行うようになる。このようにしてわれわれは、成長とともに新しい三項関係を形成するようになり、それに従って〈価値と力の中心〉も増えていく（図2）。

（4）究極的環境

　われわれは、成長するにしたがって、新しい三項関係を形成し、その関係ごとに新しい〈価値と力の中心〉を共有しつつ、そこで物語を共有したり、役割を果たしたりすることで、それぞれの関係に参与する（Fowler 1981：18-19）。われわれは、新旧いろいろな〈価値と力の中心〉を持つにもかかわらず、そのいろいろに混乱することなく過ごすことができる。それは、そのつど、一番大切だと思う〈価値と力の中心〉が、その他のものを1つに取りまとめているからなのだという。それは、一番大切な〈価値と力の中心〉を頂点にして、その他の三項関係をすべて包括する大きな三項関係を形成しているような状態である。

　ファウラーは、全体を1つに包括する大きな三項関係が「自分の生きる世界とはどのようなものか」を捉え「自分とは何ものか」を総括的に意味づけする枠組みになると説明する[2]。そして彼は、その枠組みを「意味づけの包括的枠

組み（a comprehensive frame of meaning）」（Fowler 1981：28）と呼ぶ。さらにファウラーは「意味づけの枠組み」を次のように説明する。

　　それは、力・価値・生きる意味を生成する包括的なイメージである。それによって、どのように（他者や属する共同体と）かかわり、生活するのか。どのような目標に向かって生活するのかを見わたす。（Fowler 1981：28；丸括弧内は筆者の加筆）

　つまり「意味づけの包括的枠組み」は、実生活の中で営まれる様々な人間関係を〈価値と力の中心〉によって見わたし、総括的に意味づける枠組みである。「意味づけの包括的枠組み」は、抽象的なものではない。実際の生活を上から看取することのできる俯瞰図の役割を果たす。俯瞰図は、いくつもの三項関係を見わたした状態である。ファウラーは、この俯瞰図としての枠組みが、抽象的でなく現実の生活をあらわすことから「環境（environment）」（Fowler 1981：30）とあらわしたと説明する。そして彼は、その環境があらゆる三項関係を包括するものであることから究極的環境（ultimate environments）と呼んだのである（Fowler 1981：28, 30）。

　ここでいう究極は「（時間的・空間的に）最も遠い」という意味であると理解するのが望ましい。なぜならファウラーは、究極的環境を、全体的なイメージ（holistic images）（Fowler 1981：24）、全体的に包括すること（a grasp as a whole）（Fowler 1981：25）、包括的なイメージ（a comprehensive image）（Fowler 1981：28）、統合すること（unify）（Fowler 1981：25）とあらわすからである。

　つまりわれわれの生活を全体的・統合的・包括的に究極的環境として捉える行為が、信仰なのである（Fowler 1981：24）。

　しかしファウラーの考えるように、人生で出会ったすべての人間関係を、究極的環境として俯瞰することは、不可能であろう。実際にホスピスの臨床で、われわれが、患者とともに患者の人生を回顧する時、人間関係一つひとつを振り返らない。ではどのように振り返っているのか。

　たとえば中高年の男性患者から「自分は同世代の健康な人のようには長く生きられない」と聞くことがよくある。この時、患者は、ひとりにさせてしまう妻、成長を見とどけられない幼い孫との関係を見つつ、同世代の友人が趣味を

図2　究極的環境

〈価値と力の中心〉

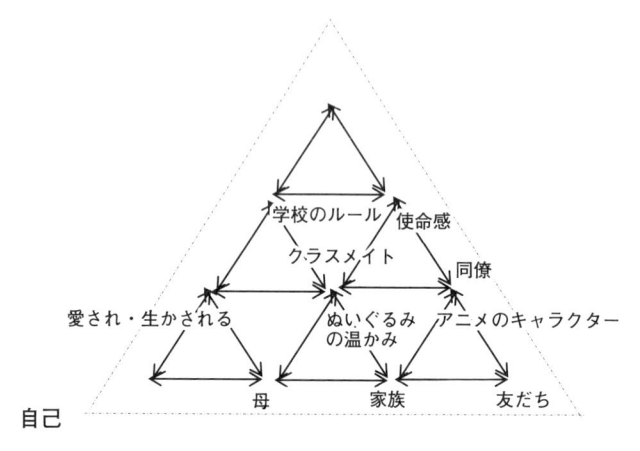

自己

究極的環境
（意味づけの包括的枠組み）

ファウラーの図（Fowler 1981：17）をもとに筆者が作成

続けたり、楽しく家族と過ごす姿を、遠のいた関係として見わたしている。

　このように患者の見わたす関係世界が「意味づけの包括的枠組み」としての究極的環境である。支援者も、その人の語ることをてがかりにして、その人が、関係世界をどのように見わたして、どのように意味づけしているのかという、究極的環境を知ることができる。

　ここまで見てきたファウラーの信仰概念を簡潔に述べ直すと次のようになる。

　三項関係は、信頼関係をあらわすものであり、究極的環境を構成する最小単位である。そして究極的環境は、いくつもの三項関係であらわされた生活を全体として意味づけする包括的枠組みである。ファウラーは、究極的環境を捉えることを信仰と定義する。ファウラーは、三項関係・究極的環境を用いることで、個人的かつ主観的であるために難解と見なされていた信仰の問題を、誰もが経験する事実として理解しようとしたのである。

　それではわれわれは、日常生活でどのように究極的環境を捉えているのだろうか。

（5）究極的環境の変革としての回心

　普段、究極的環境は、はっきり意識されていない。むしろ日常生活では、当然あるべきものとして暗黙のうちに了解されている。究極的環境は、日常生活に支障をきたし危機に直面した時にはじめて日常生活を包括するものとして意識されるようになる（Fowler 1981：31）。そのような意味で究極的環境は、日常生活の背後に位置する「背景（backdrop）」とファウラーは理解する（Fowler 1981：28）。

　ファウラーは、ある講義で究極的環境を説明した時のことを振り返る。それによると、ある学生がファウラーに「（究極的環境とは）わたしたちが演劇を演じている広い広場のようなものですか。そこでわたしたちの演技する背景を決めたり演技する筋書きを整えたりするようなものだとイメージすればよいのですか」と質問したという。ファウラーはこの学生のイメージが自分自身の理解と近かったと記す。このことから日常生活の背景としての究極的環境は、われわれの生活の営みを決定づけたり意味づけたり方向づけたりする枠組みと理解されるべきなのである（Fowler 1981：28-29）。

　日常生活の背景にある究極的環境は、ひとたび危機に直面すると意識されるようになる。意識される過程をファウラーは、次のように論じる。

　　　危機とは、これまで平穏に送ってきた日常のパターンが突然中断されることである。・・・そしてうまく統一を保ってきた日常生活は、中断されるべきか保持されるべきかが検討される。その時、同時にわれわれは（危機的な）出来事がなぜ突然起こったのかを振り返る。何がわれわれの日常生活に危機をもたらしたのかを模索する。するとわれわれの生活を究極的に制約してきた力がイメージとしてあらわれ、その力が（危機的出来事をも）究極的に制約できるかが検証される。・・・このように（危機による）日常性（normality）の中断によってわれわれはこれまでの日常生活のあり方を超越した視点から概観し、そのあり方を捉えることができるような枠組みとして究極的制約を再構築するのである[3]。

　つまり危機が起こった時、これまでの日常生活の背後にあって、その生活の枠組みであった究極的環境が前景に出現する。そして究極的環境は、危機の後に続く生活を支えられるような新たなものに変革されるのである（Fowler

1981 : 97)。

　たとえば先ほどの「自分は同世代の健康の人のようには長く生きられない」と語る患者は、それまで趣味のゴルフを続けながら、妻と年に数回旅行をし、遠くに住む子どもから送られてくる写真で孫の成長を楽しみにするという枠組み（究極的環境）によって生活していた。ところが病気が分かり入院生活が続いたある日、ベッドから立ち上がろうとして、よろめいてしまう。これまで当たり前だった枠組み（究極的環境）に自分があてはまらないことに気づく。この時「自分は同世代の健康の人のように長く生きられない」と感じる。

　同時にその人は「何で自分だけがこんなことになってしまったのだろう」と思う。これは、これまでの枠組みから自分だけがズレてしまったことによる思いである。ここでその人は、自分の生活を眺め直す。一緒に回っていたゴルフ仲間は遠のく。同伴していると思ってきた妻との関係は、介護者と迷惑をかける自分に変わる。毎年孫にお年玉をわたしている自分のイメージも薄らいでしまう。患者は、自分の生活を眺める焦点を、定め直さなければならない。このように患者が、自分の生活を眺めて、焦点を定め直すカメラのファインダーのような役割を果たすのが〈価値と力の中心〉である。〈価値と力の中心〉は「後に遺す家族に迷惑をかけない」という見え方に変わる。そしてその見え方によってその人の生活は「ひとりにする妻と成長を見られない孫」という枠組み（究極的環境）になる。すると患者は、妻が困らないように生命保険などの整理をはじめたり、もうすぐ小学生になる孫のランドセルの資金を子どもに送金したりして残された時間を使うのである。こうしてその人は、急に弱ってしまったという危機的状況を「後に遺す家族に迷惑をかけない」という〈価値と力の中心〉によって捉え直すこととなり、家族を思って生活を続ける。その間、妻は来なくていいと言っても、自分を心配して来てくれたりする。その生活によって、さらにその人は「かけがえのない家族と過ごすかげがえのない時間」という新たな〈価値と力の中心〉によって生きるようになるのである。

　そしてファウラーは、生活の枠組みである究極的環境を俯瞰する〈価値と力の中心〉が新たになることを「回心（conversion）」と呼んだ（Fowler 1981 : 34）。

　危機に際して究極的環境が新しく変革されることは、スピリチュアルケア学の窪寺俊之の示す「スピリチュアリティの覚醒」と一致する。窪寺は、人間が死のような危機に直面した時にそれまで生を支えていた土台が崩壊し、そのこ

図３　回心の過程

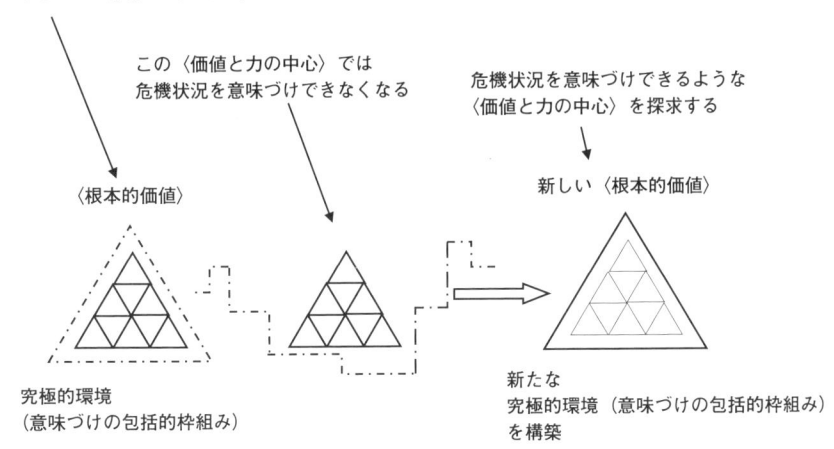

これまでの〈価値と力の中心〉によって危機状況を意味づけしようと試みる

この〈価値と力の中心〉では
危機状況を意味づけできなくなる

危機状況を意味づけできるような
〈価値と力の中心〉を探求する

〈根本的価値〉

新しい〈根本的価値〉

究極的環境
（意味づけの包括的枠組み）

新たな
究極的環境（意味づけの包括的枠組み）
を構築

ファウラーの図（Fowler 1981：17）をもとに筆者が作成

とによって日常生活で意識しなかった究極的あるいは超越的なものとの出会い
が危機的状況を乗り越えると説明している（窪寺 2004：46-47）。

（６）信仰発達としての回心

　ファウラーは、回心、つまり究極的環境を俯瞰する〈価値と力の中心〉が新
たに変化することを、信仰発達の１つと理解した。そしてそれを認識や社会的
視点といった心理的機能の発達の段階的な変化（stage change）と区別した
（Fowler 1981：285）。

　さらに彼は、クライエントが語る言葉から回心する過程を理解するための枠
組みとして３つの要素を提示した。それは〈価値の中心〉（centers of
value）・〈力のイメージ〉（images of power）・〈主な物語〉（master stories）
である（Fowler 1981：276-277）。

　これら３つについて簡潔に説明する。まず〈価値の中心〉は、われわれに最
も重要な価値を与えるような目的・考え方・人物のことである（Fowler
1981：276）。次に〈力のイメージ〉は、生きるか死ぬかという状況の中で委ね
られるような力のイメージまたは力そのものである（Fowler 1981：276-277）。

そして〈主な物語〉は、われわれの生活に影響を与えるような出来事が起こるたびにその出来事を吟味したり応じたりする時に用いられる物語である（Fowler 1981：277）。そしてファウラーは、これら3つの要素を用いて回心を次のようにあらわす。

> 回心とは、これまで意識的・無意識的にイメージされてきた〈価値と力の中心〉が新しくなることである。それによってその人の共同体（あるいは他者）との関係も新しくなる。その新たな関係によってどのように生きるべきかという解釈の仕方や行動も新しくなり、その結果〈主たる物語〉が全体として新しく意識されるようになる。（Fowler 1981：281-282；丸括弧内は筆者の加筆）

回心の過程は、クライエントが語りながら、自分の経験を価値づけるような〈価値の中心〉あるいはその自分を支えてくれる〈力のイメージ〉を新たに認識することによって、自分がどのように他者にかかわって生きるのかという〈主たる物語〉も、新たになるという変化である。

ファウラーは、回心の過程をあらわす〈価値の中心〉〈力のイメージ〉〈主な物語〉と、先に論じた究極的環境・〈価値と力の中心〉との相関性について詳しく論じることはない。しかし本章の目的は、ファウラーが枠組みだけを残した諸概念を論じ直すことであった。そのため、3つの要素と、究極的環境・〈価値と力の中心〉がどのようにむすびついているかについて、ここで簡単に論じる。

まずファウラーは、〈価値と力の中心〉を〈価値の中心〉と〈力のイメージ〉の2つの要素に分けたと考えられる。ファウラーは、なぜ分ける必要があったかについて論じていない。しかしそれを知るてがかりとなるものはある。それは彼が、雑誌 *Fortune* の記事 "On a Fast Track to the Good Life" を引用し、インタビュー内容を〈価値の中心〉〈力のイメージ〉〈主な物語〉によって解釈したものである（Fowler 1981：277-279）。雑誌 *Fortune* のインタビュー対象は、働き始めたばかりの25歳男女80人である。そこで語られた彼らの〈価値〉は、経済的に自立しトップの指導者になることである。〈力のイメージ〉は、自分自身の能力、運、許容力であるが、それと同時に彼らの国際的企業の力への信頼は大きい。彼らは、その企業を自分たちが将来けん引し、国際的な影響力を

発揮すると信じているという。ファウラーが、〈価値の中心〉〈力のイメージ〉にかんして抽出した内容を見ると、〈価値の中心〉はその人がどのように生きるべきかを指し示すものであり、〈力のイメージ〉はその人が生きるために依拠したり原動力となるものと言える。〈価値の中心〉〈力のイメージ〉は、その人の目指す先にあるものと、その人を下支えするものという違いがある。しかし両者ともにその人の生きる意味や根拠をあらわす。またファウラー自身も〈価値と力のイメージ〉（the images of value and power）（Fowler 1981：278）というように区別せずにあらわすこともある。

　また〈主な物語〉は、25歳の男女が、競争社会をいかに勝ち抜いて頂点に立つかということである。〈主な物語〉は、彼らが〈価値と力のイメージ〉によって意味づけた自分自身・人間関係・社会を全体としてあらわす枠組みである。このことから〈主な物語〉は、究極的環境と同じことと理解できる。

　さてここまで信仰の成長をあらわす概念について明らかにした。ここでもう一度それらの概念を簡潔に整理する。

　自己・他者が信頼し依拠する存在との三項関係は、われわれの日常の信頼関係をあらわす最小の単位である。われわれの信仰が成長するにあたって三項関係は増えていく。この増えていく三項関係を全体として包括し、自分が生きる世界がどのようなものかを意味づけする枠組みが、究極的環境である。〈価値と力の中心〉は、究極的環境の頂点に位置し、われわれの生きる世界を見わたし、われわれの生を意味づけたり、われわれの生きるよりどころとなるものである。われわれは危機に直面すると、それまで信頼してきた〈価値と力の中心〉

図4　回心の過程をあらわす三要素

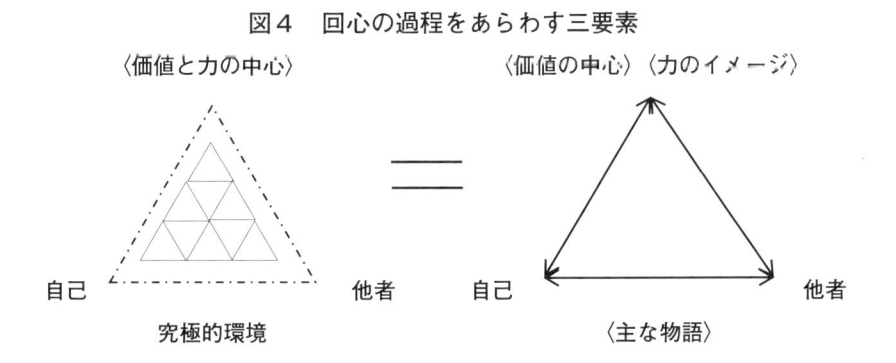

〈価値と力の中心〉　　　　　　　　　　〈価値の中心〉〈力のイメージ〉

自己　　　　　　　　　他者　　　　自己　　　　　　　　　他者

究極的環境　　　　　　　　　　　　　　　〈主な物語〉

では自分の生き方・生活を意味づけできなくなり、新たに別の〈価値と力の中心〉を必要とする。そして新しい〈価値と力の中心〉によって新たな究極的環境、つまり人間関係やそこでの役割や生きる意味を取得する。こうして〈価値と力の中心〉と究極的環境を新たに変革することが回心である。

2　ニーバーの信仰論

　ここまでファウラーの信仰論について論じた。彼は信仰の基礎概念を三項関係とし、その三項関係を包括する枠組みを究極的環境とし、究極的環境が変革することを回心と理解していた。

　ここからは、ファウラーが三項関係を論じるために援用した、ニーバーの信仰論について論じる。とくにファウラーが *Stages of Faith* を著わす以前に発表したニーバー研究書 *To See the Kingdom* を中心に取り上げ、ファウラーがニーバーの信仰論をどのように援用して自身の三項関係・究極的環境・回心をつくりあげたのかについて明らかにする。

　ファウラーは、ニーバーの信仰論を系譜的に論じた。本研究もその系譜をたどり、三項関係の成り立ちを明らかにすることからはじめる。そのことで、なぜファウラーが、信仰を「私は○○を信じる」という二項関係的でなく、三項関係的に理解するのかに迫る。

（1）「反省の方法」：対人関係的信仰論
　ニーバーが、信仰論の起点とするのは、客観的・主観的な2つの立場である（Niebuhr［1941］2006：x；Niebuhr 1989：23-30；Fowler 1974：203）。

　まず客観的立場で代表的なのは、カール・バルトである。バルトは、客観的に認知される事実、つまり聖書にあらわされたイエス・キリストと、聖霊によって啓示される神をとおしてでしか、神を知ることができないとした[4]。バルトにとって神の啓示は、神の側からの働きかけである。言い換えれば、人間が神を知ろうとしたり奉仕したり和解しようとする宗教的道徳的努力を受けつけないという立場である（Barth［1832］1975：201；Fowler 1974：202）。つまり人間の状況や人間の問いに神が応じるという対話としての神の言葉を否定する立場である（Barth［1832］1975：201）。

　他方、フリードリッヒ・シュライエルマッハーは、主観的な立場の信仰論を代表する。シュライエルマッハーや彼の後継者は、聖書に登場する人々の信仰や教会の信仰について探求することによって人間がいかに神と出会うのかという主観的問題を明らかにしようとした（Niebuhr 1989：26）。シュライエルマッハーらの主観的立場によると、信仰は「個人や共同体が過去あるいは現在に経験したことの中に、神と遭遇したりかかわったりした出来事を理解しようとすることであり・・・キリストによって与えられた解釈の基準によって神の働きを識別すること」である[5]。つまり主観的立場は、神への主観的な信頼を取りあつかい、人間の神への信頼を「絶対依存の感情」と定義する立場である（Schleiermacher［1830/31］2008：38-40：Niebuhr［1941］2006：12）。

　ニーバーは両者に学びつつも客観的立場を退け、主観的な信仰理解を自身の方法として選んだ[6]。しかしニーバーは、シュライエルマッハーを全面的に踏襲したわけではない。ニーバーは、シュライエルマッハーが主観的な信仰理解の方法を途中で断念していると批判する。ニーバーは、シュライエルマッハーが途中で断念した理由を、批判の声を怖れたからだとする。その声とは、シュライエルマッハーが人間の神とのかかわりを感情と規定したことに対し、神観がいかなる感情からも完全に切り離されるべきだというものである（Niebuhr［1941］2006：13）。その結果シュライエルマッハーが、直接的な神との関係、つまり絶対的依存感情にとどまり、人間がさまざまなものに価値を見いだしたり、依存する現実について排除したというのである[7]。そして絶対的依存感情に限定してしまったことで、そこから論証するべき神に達することはなかったとニーバーは批判する（Niebuhr［1941］2006：14）。

　ニーバーは、シュライエルマッハーが自己の意識内のことにとどまってしまったこと、あるいは神との直接的関係にとどまってしまったことの限界をふまえて、自身の信仰論を展開した。彼は、人間が自分の信仰について問う時に、自分自身あるいは教会内にとどめてはならず、その他の領域において検証され認識されるべきであると考え「反省の方法（the Method of Reflection）」を提起した（Niebuhr 1989：23-30）。反省する方法は、対人関係的（interpersonal）の中で展開される（Niebuhr 1989：24）。つまりそれは、信仰について振り返る時、自分が、他者との間で何を行い、何を行ってきたかを、社会の中で問いかけ、告白することである（Niebuhr 1989：26）。このことによってニーバーは、絶対的他者に対する信仰（客観的立場）に終始せず、絶対的依存感情としての

信仰（主観的立場）のみに注目するのでもなく、現実的に経験する他者・共同体・社会とのかかわりによって自己の信仰のあり方を振り返る方法をとったのである。

　組織神学の芦名定道は、ニーバーの信仰論について、研究論文「H・リチャード・ニーバーと信仰論の射程」で次のように論じる。それによればニーバーは、他者とのコミュニケーションを媒介にした信仰について分析し、その分析を、具体的な社会関係という主観─客観状況の中で展開したという（芦名1993：110）。そして芦名は、ニーバーほど、信仰を、人間のコミュニケーションの行為の問題として展開した神学者はいないと評価する（芦名1993：118）。芦名の評価からも、ニーバーの信仰論は、特定の宗教信仰を表明しない人の信仰を対人関係やコミュニケーションの観点から理解するための理論となりうる。たとえば日本のホスピス・緩和ケア病棟では、患者と支援者が、どのように信頼し・委ね・求め・応じるかという対人関係の問題は重要である。ニーバーの信仰論は、対人支援について検討するため指針となる。

（2）「我」「汝」の関係に見いだされる生きる価値

　ニーバーは、対人関係にもとづく信仰論を確立するために、いくつかの哲学者・神学者に依拠した。最初に彼が依拠したのは、ユダヤ哲学のマルティン・ブーバーである[8]。ニーバーは、歴史的観点から信仰について論じる中で、ブーバーの『我と汝』を引用する（Niebuhr［1941］2006：34, 77）。ニーバーは、ブーバーの人間の世界に対する二重の態度に依拠し（Buber［1923］1932：40）、2つの歴史的観点から信仰を論じる（Niebuhr［1941］2006：31-32）。

　まず第1の信仰は、われわれの経験した出来事を客観的な観念や実証データといったわれわれの頭の中にある概念や仮説をその出来事にあてはめるものである（Niebuhr［1941］2006：76）。この時われわれは経験した出来事を対象として見ている。このような歴史の見方をニーバーは、ブーバーの「我」「それ」の関係にあてはめ「外的歴史」（Niebuhr［1941］2006：34）と呼ぶ。そして外的歴史は、出来事を目撃した人の証言や同時代の記録によってその出来事がいかに他の出来事に影響力を持つかを評価するものであるという[9]。

　そして第2の信仰は、直截認識したり感受したりするあり方である（Niebuhr［1941］2006：34）。ニーバーは、ブーバーの「汝は恩寵をとおして我に会う」という言葉を引用する[10]。ここで言う出会いとは「汝」によってわれわれが認

識され、そのかかわりが保たれることをとおして自分が何ものかを知る関係である。「汝」が根源で不滅な神である時、われわれは自己を確立するのである[11]。そしてニーバーは、われわれが実際に神にかかわるという意味で、直截感受する見方をブーバーの「我」と「汝」の関係と同一視する。そして「我」と「汝」の関係が、われわれの経験の中で起こっていることからニーバーは、それを「内的歴史」と呼ぶ[12]。そして内的歴史での価値とは、今そこにいるわれわれにとって、それが自分の運命のために重要だと思えるものである（Niebuhr［1941］2006：35-36）。その上でニーバーは、われわれの信じるものがひとりよがりになってはならないと強調する。つまりわれわれの信じるものが、属する共同体の中でお互いに記憶として伝達され、検証されることで、自分たちにとって意味があり参与できるものにならなければならないとする[13]。このように共同体にとって生きる意味や価値や目的となるものを見いだすことが内的歴史にとって重要であるという。さらにニーバーは、この内的歴史の中で、「今ここ」にいるわれわれが価値を見いだし、その価値に参与して生きることを信仰と理解する（Niebuhr［1941］2006：40）。ここで重要なのは、ニーバーにとって信仰とは、価値を見いだす意識内のことだけでなく、その価値に参与する行為も含まれることである。

　ブーバーの「我」と「汝」の関係あるいは内的歴史にもとづいてニーバーが示そうとしたのは、無限で究極的存在である神との関係において、自分がこのために生きていると思って参与できる価値を見いだすことであった。そのうえでニーバーは、価値を見いだし参与する行為が、日常生活でも行われていることを示した。それはつまりこのようなことである。

　　一般的に人は・・・ある時はあれ、またある時はこれといった多くのものに価値を見いだし、それによって生きる意味を見いだしている。イエスの神に向かって生きる時もあれば国家のために生きる時もある。イェール大学のために生きる時もある。しかし多くの場合、人は自分自身を神としたり、自分の手でつくったものを神としたり、個人個人の栄光や共同体としての自分たちの栄光を求めたりしている。いずれの場合にも、人生に生きる価値があるという信仰と生きる意味を特定のものに具体的にむすびつけて考えることは、理性的活動を行う人間存在としての不可欠な一部である。（Niebuhr［1941］2006：40）

つまりニーバーは、われわれが、1つのものだけに価値を見いだしておらず、諸々の有限なものに価値を見いだし、それらによって生きる意味を見いだす性質を持つと考える。そしてニーバーは、それらの価値を介してあらゆるものの根源となるような価値に到達できると考える。

　このような根源となる価値を見いだすために諸々の有限なものとむすびつくことをニーバーは、ブーバーの「我」と「汝」の関係によって説明する。先述のように「我」と「汝」の関係は、神が恩寵によってわれわれに出会うことである。しかしニーバーは、われわれ自身も神に歩み入り、相互に関係しあわなければ「我」「汝」の関係は成立しないと主張する。なぜなら神との相互関係は直截経験されないからである。

　神との関係は、他者との出会い、とくにかけがえのない人との出会いをとおして経験される。かけがえのない人が、自分をどのように見ているのかを知る。そのことによって、自分が何ものであるかを知り、さらに自分自身がかけがえのないものであると認識するようになるのである（Niebuhr［1941］2006：77）。つまりわれわれは、日常の他者との相互関係の中で自分に価値を見いだし、その価値の延長線上にある根源的な価値を見いだすことによって、その根源的価値を与える神との関係を見いだそうとするのである。

　ニーバーが、対人関係的な信仰の構造を理解するにあたって最初に依拠したのは、ブーバーであった。ブーバーから受け継いだ考え方は、「汝」に出会うことによって人間が自己を見いだす実存的状況についてであった。そこからニーバーは、その実存的状況を、対人関係、そして神と自己の関係の両方に見いだした。それは、対人関係の延長線上に、神との関係があることを意味していた。対人関係と、神との関係をむすびあわせるのは、価値であった。つまりニーバーにとって価値とは、自己と他者が互いにかけがえのないと感じるものである。そしてお互いがその価値に委ねる経験をとおして、その他のあらゆる関係をも価値づけるような根源的な価値を神に見いだす。こうしてニーバーは、自己・他者・価値による信仰構造を三項関係と理解するようになったのである。

　本研究の第1章でとりあげたように、キリスト教教育学のファンハウトは、ファウラーの三項関係と究極的環境の構造が綿密でないとし、その構造が、その人にかかわるすべての対人関係と、その人の人間関係を包括し秩序づける枠組みの両方をあらわすと批判する（Fernhout 1986：73）。

　ファンハウトの指摘はもっともである。しかしファンハウトの指摘する信仰

の重層構造こそが、ファウラーがニーバーを援用して示そうとしたことである。ここまで見てきたことをふまえて整理すると、ニーバーやファウラーの信仰論に示される重層構造は、対人関係・包括的関係・根源的なものとの関係という、3つの関係によって成立する。それらは、他者の出会いの中で価値を見いだす関係、あらゆる他者や共同体とのむすびつきの中で価値があると思えるものによって1つに包括されている状態、そしてあらゆるものに価値を与える根源的な存在に出会うことである。これら3つの重層構造を用いることで、誰もが社会生活で経験する他者への信頼や忠誠に焦点をあてつつ、その焦点を、その人の日常の生と死を超えた根源的なものへの信仰にあわせられる。

　ホスピス・緩和ケア病棟に入院する患者の語りを聴く時もそうである。患者は、自分の死や死後の世界をどのように見ているのかということよりも、まず、世話をかけている家族との関係や入院中に接する支援者との関係について語ることからはじめる。そしてその関係をとおして自分が人生の中でどのようなものを大切に生きてきたかを包括的に理解する。さらに患者は、その大切にしてきたものの中で、自分の死後も変わることなく存在し続けると信じられるものが何かを探求する。その点から考えても、対人関係・包括的関係・根源的なものとの関係による重層構造は、われわれの信仰を社会的経験によって理解するための枠組みとして有用である。

　それではニーバーは、社会的経験をふまえて信仰を理解するための三項関係をどのように理論化したのか。ここからは、信頼する・忠誠を尽すといった信じることに、重点を置きながら、三項関係について論じる。

（3）三項関係

　ニーバーは、実際の社会的経験の中で営まれている信仰のあり方を契約関係（covenantal relations）になぞらえる（Niebuhr 1989：47-51）。われわれは、社会・政治・経済・家庭といったあらゆる人間関係で契約をむすんでいる。契約をむすぶということは、個人あるいは共同体の中で、信頼し（trust）・忠誠を尽し（loyalty）・忠実であろうとする（fidelity）ことである。それは互いに対しだけではなく、共通した「第三のもの」に対してもである[14]。

　たとえば結婚関係はそのよい例である。パートナーは結婚の誓いをする時に、お互いがどのような艱難にあっても愛すと約束する。そしてパートナーは互いを信頼し忠誠を尽す。しかし同時に彼らは、結婚の時に誓った約束に忠実であ

ろうとする。このようにパートナーの2人と誓いの三者が、信頼と忠誠によっ
てむすびついている。この三者の関係が三項関係である（Niebuhr 1989：48-
49）。

　このような契約関係に見られる三項関係は、もともと宗教哲学者のジョサイ
ヤ・ロイスが The Philosophy of Loyalty（Royce ［1908］1919）で提唱したも
のである[15]。ロイスの理解する信頼と忠誠の関係をふまえニーバーは、三項関
係を論じる。それによれば自己と他者はいつも相手を信頼していられるわけで
はない。そのためパートナーは、あたたかな家庭を築くことといった共通の約
束や課題や義務があることによって、少々の困難があっても互いに強くむすび
つき信頼と忠誠を保つことができる（Niebuhr 1989：51-52）。そしてニーバー
は、自己と他者のむすびつきを強固にする共通の約束や課題や義務について、
ロイスを援用して、目的（a cause）と呼ぶ（Niebuhr 1989：51）。

（4）普遍的共同体への参与

　しかしニーバーは「他者が忠誠を尽すものに忠誠を尽すこと（a loyalty to
loyalty）」（Royce ［1908］1919：118-119）としたロイスの考えに従わない
（Niebuhr ［1943］1960：21）。ニーバーは、自己と他者が互いに忠誠を尽す目
的だけに忠誠を尽しているのではなく、その関係や共同体の目的を超えた目的
にも忠誠を尽すと考える（Niebuhr 1989：60）。この「共同体の目的を超えた
目的」についてニーバーは、次のようにも論じる。

> 　それは、様々な人間が忠誠を尽したり価値を求める様々な目的を超えた
> 1つの目的である。そしてその1つの目的とは、あらゆる人が普遍的な共
> 同体に1つにむすびつくような存在（the Being）あるいは根源的存在（the
> Ground of Being）のことである。そして人々はその存在に信頼し従順で
> あろうとする。（Niebuhr 1989：60）

　つまりニーバーは、自分たちの信頼と忠誠を抱く身近な目的だけでなく、そ
の身近な目的をとおして、あらゆる存在をむすびつける根源的な目的に信頼と
忠誠を抱くと考える。そしてニーバーは、あらゆるもののむすびつく普遍的な
共同体に信頼と忠誠を尽す信仰のあり方をふまえ「信仰とは、神聖なるものの
影やイメージを信じることだけでなく、究極的な構造（the ultimate

structure）に参与することでもある」（Niebuhr 1989：60）と主張する。ここでもニーバーは、信仰を、対象となる何ものかを信じるという意識内のことに限定せず、究極的構造に参与する行為でもあると主張する。

　ニーバーは、ロイスを援用することによって、自己と他者に目的の介在する信頼関係の構造を構築した。その構造をもう一度整理すると、次のようになる。自己と他者の強固な信頼関係には、互いに信頼や忠誠を抱く目的が必要である。そしてその目的は、自己と他者のむすびつきを強めるだけでなく、そのむすびつきを超え、あらゆる存在をむすびつける根源的な目的に至る。根源的な目的にあらゆるものがむすびついている究極的な構造が、先述の究極的環境である。こうしてニーバーは、究極的な構造を独自に構想したのである。

　ファウラーは、この三項関係による重層構造を援用して、信仰の成長を論じようとした。そのことは、ファウラーが、ニーバーの究極的構造について論じる中にもあらわれている。

　　　われわれは共通の目的を持つことにより包括的で究極的な目的を信頼し忠誠を尽せるようになる。・・・しかしわれわれは究極的な目的に忠誠を尽すことが完全にはできず、われわれは普遍的共同体の一部にしか過ぎない。しかしそれでも大きな信仰の三項関係を基盤にして生きている。われわれが、より大きな三項関係の〈価値の中心〉や目的を求め忠誠を尽そうと努力することで、より究極的に成長し、より普遍的な観点を養い、より普遍的な共同体の中に属することができるのである。（Fowler 1974：207-208）

　われわれは，究極的環境をはっきりと認識できない。しかしながらわれわれは、自分たちを超えてそれが存在すると直観している。われわれは、多くのものと関係し、それらのかかわりの中でより広い観点を養う。そのことによって、より多くのものの目的（a cause）となる〈価値と力の中心〉に忠誠を尽し、より多くのものを包括できる大きな三項関係に参与できるようになる。こうしてわれわれは、より多くのものを包括できる大きな三項関係、つまり究極的環境に近づく。このことがファウラーの理解する信仰の成長である。

（5）3つの信仰形態

ここまでニーバーの理解する三項関係について論じた。そのことによって、三項関係による信仰の構造が、身近な人間同士の信頼・忠誠関係をあらわしつつ、普遍的共同体での信頼・忠誠関係をあらわす構造でもあることを明らかにした。

　ニーバーは、このような普遍的共同体をあらわす信仰構造を「徹底的唯一神主義信仰（Radical monotheism）」と言い換える。そして彼は、徹底的唯一神主義信仰を、信仰の観点で人間の文化的・社会的営みを検証する枠組みとして、提供する。

　ニーバーは、徹底的唯一神主義信仰に先行する信仰の形態として「単一神主義信仰（Henotheism）」と「多神主義信仰（Polytheism）」を示す。ニーバー研究に従事する神学者デビット・グラントは、3つの信仰形態の違いを分かりやすく説明する。それによれば3つの信仰形態は、唯一（one）―多元（many）と、有限（finite）―無限（infinite）の座標関係によってあらわされる。有限な一者を信頼するのが単一神主義信仰である。有限な多者を信頼するのが多神主義信仰である。そして無限な一者を信頼するのが徹底的唯一神主義信仰である（Grant 1984：50-54）。

図5　信仰形態の分類

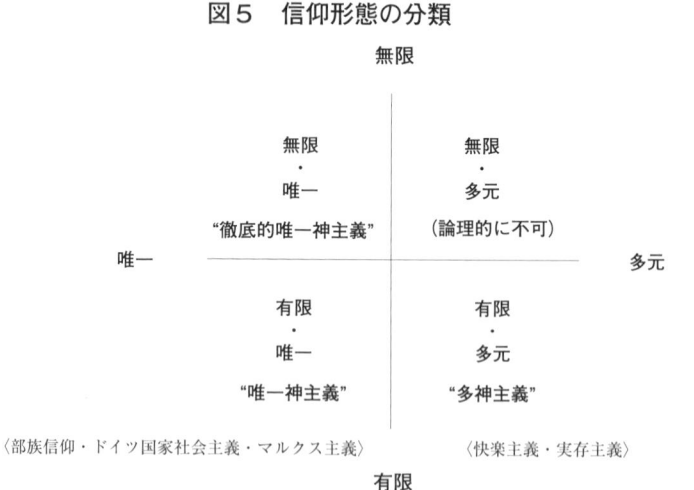

（Grant 1984：51；山括弧内は筆者の加筆）

単一神主義信仰

　まず単一神主義信仰は、たくさんある目的（つまり「神々」）の中で1つの目的に信頼し忠誠を尽す信仰の形態である[16]。多神主義信仰がいくつもの三項関係を同時に持つのに対し、単一神主義信仰は限定的な三項関係しか持たない。目的となるものの存在は、非常に重要であり中心的な正しさを重視されるあまり、その目的を中心とした三項関係に参与しない人々を排除する結果を招く（Niebuhr［1943］1960：26-28）。

　ニーバーは歴史的に単一神主義信仰が原始的な信仰形態あるいは社会形態であるとする。そしてそのあり方が、家族・部族・派閥といった小さな社会単位の中で自分たちが死んでもなお共同体として存続する何かに価値を見いだすことと考える。ニーバーは、このような共同体の信仰が国家あるいは文化の原理として用いられるようになるとドイツ国家社会主義、イタリア・ファシズム、マルクス主義になると警告する（Niebuhr［1943］1960：25-27）。

多神主義信仰

　次に多神主義信仰である。多神主義信仰とは目的となるものが複数共存しており、いずれの目的も支配力がないため、人々の信頼と忠誠の体系は分散した状態である（Niebuhr［1943］1960：30-31）。ニーバーは、多神主義信仰あるいは「多元主義（pluralism）」の起こる過程を次のように説明する。閉鎖的な国家や社会への信頼が崩壊した時に、同時に自分たちの存在を支える中心が失われ、その失われた中心の変わりを求める過程で人間は、多様な〈価値の中心〉を信頼したり、多くの目的を分散して求めてしまうのである。

　多神主義信仰の例としてニーバーは、快楽主義と実存主義を挙げる。快楽主義は、自分の意識にあらわれる快・不快感情に〈価値の中心〉を求め、それによって価値判断する。快楽が生きがいとなる。そして苦痛や死の現実は、自分の生を無価値そして反価値なものにする。

　また実存主義は、自己の中に中心を求め、自己によって投企された目的を求めるものである。実存主義は、信仰によって自己を維持するように見えるが、実は本来の自己への確信ではなく、自己自身への確信である。実存主義の場合、本来の自己、つまり自己を突きつめた先にある目的は存在しないため、虚無となるのである（Niebuhr［1943］1960：28-29）。

　ニーバーが多神主義信仰の例として挙げる快楽主義と実存主義は、ホスピ

ス・緩和ケアの中で行われている症状緩和としてのスピリチュアルケアの難しさをあらわす。世界保健機関は、今日の緩和医療における基本的理念について「痛みのコントロール、痛み以外の諸症状のコントロール、心理的な苦痛、社会面の問題、霊的な問題（spiritual problems）の解決が最も重要な課題となる」（世界保健機関 1990＝［1993］2006：5）と示す。このような世界保健機関の定言をふまえた緩和医療におけるスピリチュアルケアは、苦痛や死の現実によって引き起こされるスピリチュアルな苦悩を和らげることと理解されている。

　哲学者の村田久行も、論文「終末期患者のスピリチュアルペインとそのケア——現象学的アプローチによる解明」において「何よりもまず終末期患者の体験する生の無意味、無価値、無目的、孤独・不安・疎外、コントロール感の喪失、周囲への依存や負担といった精神的苦悩（スピリチュアルペイン）を和らげ、患者がよりよく生きることを支えるケアの方法を個別の事項に焦点をあてて開発する視点である」と論じる（村田 2005：385；丸括弧内は筆者の加筆）。村田によれば、スピリチュアルな苦悩を和らげることとは、よりよく生きることを支えるケアである。このスピリチュアルな苦悩を和らげることが、ニーバーの言う快楽主義となる。なぜならそれは、快・不快感情を〈価値の中心〉にし、身体・精神・社会・スピリチュアルな安寧を第一義に考えるからである。その時、死の現実は、それらの安寧を妨げる無価値・反価値なものと見なされる。しかし死そのものを取り除くことはできない。さらに実存的苦悩に焦点をあて、その苦悩を和らげることは、ニーバーの言う実存主義である。ニーバーの主張するように、自己の生きがいや自分らしさに患者の意識を向かわせるだけになり、その先にあるはずの普遍的な目的あるいは本来の自己への確信へ到達することに至らなければ、その先にあるのは虚無である。たとえば「最期まで自分の力でトイレに行く」ことを目的に生きる患者は、身体機能や意識が低下すれば、トイレに自分の力で行けなくなり、患者を支えるものは何もなくなる。その時の患者の虚無感は計り知れない。患者に必要なスピリチュアルケアは、自分の力でトイレに行くことができなくなってもなお存在する普遍的な目的や、本来の自己への確信を、求めるためのものでなければならない。

　ここまで単一神主義信仰・多神主義信仰について論じてきたが、その中でニーバーは、単一神主義信仰・多神主義信仰としながらも、忠誠を尽す対象を特定宗教の神に限定しない。それは、われわれが依存し、忠誠を尽す〈価値の中心〉あるいは目的である。ニーバーの言わんとすることは、信仰を持たない

人は実際におらず、どのような人も何らかの〈価値の中心〉を持つ。〈価値の中心〉は一貫した価値体系を司り、その価値体系によってわれわれが善し悪しの判断をすると、ニーバーは考える（Niebuhr［1943］1960：109）。そしてキリスト教の神信仰は〈価値の中心〉が神となる場合を指す。

　そしてニーバーは、西洋文化が、この単一神主義信仰と多神主義信仰を相互に対立させたり同調させながら現在に至るまで存在してきたと理解する（Niebuhr［1943］1960：25）。その上で彼は、徹底的唯一神主義信仰が理想的な信仰であると提示する[17]。

徹底的唯一神主義信仰

　徹底的唯一神主義信仰とは、目的あるいは〈価値の中心〉となるものが1つでありながら、そこに依拠するすべてのものが義とされ愛されている状態である。その唯一の目的をニーバーは「価値の原理であり同時に存在の原理でもある唯一者（One beyond all the many）」（Niebuhr［1943］1960：32）とする。そして彼はすべての存在が唯一者にむすばれている状態を領域（ream）とし、次のように説明する。

　　　すべての存在が忠誠によってむすばれることとは・・・人々が互いに忠誠を尽すことによって1つの領域を形成することである。しかしそれだけでない。彼らを超越した存在に忠誠を尽すことである。超越的存在は、彼らを統合して領域をつくり、彼らをかけがえのない存在として生かす領域を保つのである。（Niebuhr［1943］1960：34）

　つまりこの領域は3つの状態をあらわしている。第1に、存在するものすべてがその原理に依拠している状態である。第2に、依拠するすべてのものがその原理によって義とされている状態である。そして第3に、その原理に依拠しているものが、その原理に義とされ愛されているものとして肯定され、互いに信頼し忠誠を尽す状態である。

　この時、原理として存在しているのが、唯一者である。それは、存在・価値・領域を規定する根源的原理である。まずそれは、われわれ個々人の存在を「何のために生きるのか」と規定する。次に、われわれの価値を「義とされるもので愛されるべきものである」と規定する。そして最後にその領域に参与するわ

れわれが、互いに信頼し忠誠を尽す目的、つまり「われわれは何のために出会い、何のために信頼し忠誠を尽すのかということ」を規定する。

その上でニーバーは、存在・価値・領域を規定する原理が「神の存在以外にありえず、どのような特別なものをも否定するほどに神聖で究極的なものである」（Niebuhr［1943］1960：52）とする。これまで見てきたようにニーバーは、特定宗教の神に限定することなく根源的目的・根源的原理について論じてきたが、ここで彼は、あらゆるものを価値づけできるものが神の他にはいないと表明する。そして唯一の神の前で、すべての存在が相対化され、平等となり、価値づけられた状態が、徹底的唯一神主義信仰である。

ファウラーも、ニーバーが徹底的唯一神主義信仰の中心的原理とした唯一者を「価値と力と愛をあらわし、すべてのものに仕える神」とあらわす（Fowler 1974：209）。彼にとっても、神は、何ものにも代えられない究極的環境の中心的原理なのである。さらにファウラーは、徹底的唯一神主義信仰を次のように論じる。

> ニーバーは、社会関係の組織や形式をあらわす契約関係と、宗教用語よってあらわされる信仰は、切り離せないと考える。社会的契約関係は、日常の中であえて意識されないものである。それに対し宗教用語によってあらわされた信仰は、概念としてはっきりしている。したがって社会・文化の中で宗教は、次のような役割をもつ。それは日常的に営まれている三項関係を評価したり、刷新したり、変革することである。そのことによって三項関係における信頼や忠誠の関係をより包括的にしたり、整えたり、意味あるものになるようにするのである。このように三項関係は、信仰心（faithfulness）を日常的なレベルで評価したり容認したりするための仕組みとなる。
>
> こうして "Faith on Earth" においてニーバーは（三項関係を用いて）すべての関係性と、彼の理解するキリスト教信仰およびキリスト教信仰の徹底的唯一神主義信仰をつきあわせることによって、あらゆる関係性を網羅して論じようとしたのである。（Fowler 1974：209；丸括弧内は筆者の加筆）

ニーバーは、信頼と忠誠の三項関係によって信頼関係の基礎概念を構築する

ことで、宗教的・非宗教的な枠を超えて信仰心を理解する概念をうち立てた。そして信頼関係の先にある根源的目的あるいは、唯一者へ信頼し忠誠を尽す理想の信仰心が、徹底的唯一神主義信仰である。われわれは、理想の信仰、つまり徹底的唯一神主義信仰を目指し、信頼関係をむすぶ他者や共同体との対人関係を変革したり刷新する。これが信仰の成長である。

　ニーバーにとって、徹底的唯一神主義信仰とは〈価値の中心〉となるものが1つでありながらそこに依拠するすべてのものが義とされ愛されている包括的で究極的な環境である。ファウラーは、この徹底的唯一神主義信仰を、信仰発達の最終段階（第6段階）の基準としたのである（Fowler 1981：204）。そしてファウラーは、最終段階、つまり〈普遍化する信仰〉を「存在の根源となるものを信頼し忠誠を尽すかかわりとしての信仰」（Fowler 1981：204）であり、その根源的なものによって「さまざまな存在のもつ多様な価値がどれも尊重され、それらすべてが統合されること」（Fowler 1981：205）と定義するに至った。

　以上を踏まえると、徹底的唯一神主義信仰にもとづいた〈普遍化する信仰〉は、あらゆるものが義とされ愛されるような究極的環境にとなるように参与することである。それならば〈普遍化する信仰〉は、死の現実にある患者にさえも、死を超えた意味や価値や愛を与えるものとなる。〈普遍化する信仰〉に近づくことによって、患者は死ぬことを消滅や無価値と捉えるのではなく、死ぬ運命にあってもなお義とされ愛されていると信じられるような究極的環境をイメージし、そこに参与できるように成長するのである。死に直面した人が、〈普遍化する信仰〉に近づくとは実際にどのような状態なのか。その人は、どのように究極的環境をイメージしそこに参与するのか。そのことを知るためには、〈普遍化する信仰〉、つまり徹底的唯一神主義信仰に近づくことを、実際において理解しなければならない。そのため次に、徹底的唯一神主義信仰の日常的経験の仕方について論じたい。

（6）不信

　ここからは、われわれが、日常の人間関係の中で、徹底的唯一神主義信仰をどのように経験するのかについて論じる。そうすることで、究極的環境をイメージし、そこに参与することが、われわれに生や死を超えた意味や価値を与えることを明らかにする。

　ニーバーは、われわれの信じる諸々の〈価値の中心〉、たとえば国や政治や

思想が、時代によって崩壊し移ろいゆく無意味・空虚なものであるとする。そして彼は、何ものも、この無意味・空虚さから救い出してくれないと言う[18]。ファウラーは、ニーバーの言う空虚さをバルトの「他者性」にむすびつけ「バルトは神の不在を『他者性』とする。ニーバーはこれ（『他者性』）を否定的な啓示と理解した」と説明する[19]。否定的な啓示とは、第一次世界大戦と第二次世界大戦のはざまの「幻想の時代」に生じた無意味・空虚さのことである（Fowler 1974：60）。バルトは、「他者性」「超越性」を人間に理解できない不可知な状態と理解した。それに対しニーバーは、人間がこの空虚の状態の中でこそ不滅で根源的なものを見いだすことができると考えたのである（Niebuhr [1943] 1960：122）。

　ニーバーは、バルトの「他者性」「超越性」を乗り越えるために、3つの問いを示す。1つ目の問いは「われわれの生を取り囲んでいる空虚なものにかかわることは、何を意味するのか」（Niebuhr [1943] 1960：123）。2つ目は「このような（空虚なものへの）信仰は、何によって生じるのか」（Niebuhr [1943] 1960：123；丸括弧内は筆者の加筆）。そして3つ目は「このような（空虚なものへの）信仰の結果、何が生じるのか」である[20]。

　ニーバーはこれらの問いに自ら答えるわけであるが、ここでは最初の2つの問いに対するニーバーの応答について論じ、そして3つ目の問いに対する応答を次の項で示す。

　第1の問いは、つまり空虚なものに取り囲まれているとはどのような状態なのかである。それは、絶望・不信・疑いの状態である。そしてニーバーは「絶望・不信・疑いの状態は、われわれの超越的なものへの生得的な信仰（natural faith）あるいは普段の信仰態度である」と理解する[21]。

　第2の問い、つまり空虚なものへの信仰は何によって生じるのかである。その起源をニーバーは「堕落（fall）」と答える[22]。彼は、堕落の構造を、神と人間の本来の関係を理解するための手がかりにする。彼は、堕落の構造が、堕落の前からはじまると考える。そのはじまりは、神とのいのちの約束（the promise of life）である（Niebuhr 1989：80）。その約束によって人間は、自分が生かされ、輝いていられる。ところが人間が神を裏切ったことで、その約束が絶対ではなくなる。人間はいのちの約束というよりどころを失い、自分がいずれ死ぬべきものであると知り、空虚さを感じるようになる。彼は、この堕落の構造を人間が生まれてから成長する過程になぞらえて次のようにあらわす。

　（自分が）子どもの頃の記憶の中、誰からか聞いた理想の中、あるいは内なる声によって、光り輝き、見事で、純粋で、喜びに満ちた存在の一部であると感じている。・・・そのようないのちの約束が、自分だけではなく他者にも与えられていると思っている。・・・いのちの約束の輝きは、子ども時代から思春期へと移り行く中で幻想へと変わる。（Niebuhr 1989：80；丸括弧内は筆者の加筆）

　つまりわれわれは、成長するにつれて、自分のいのちの輝きを感じなくなる。たとえばそれは、自分よりも優れた人に出会うことで自分はそれほど優れていないと思うことである。また誰かに裏切られることによって自分はいつでも愛され護られているわけではないと知ることでもある。そのことで自分のいのちが生かされ輝いているという約束が、偽りであると思うようになる。そうして自分の限界を直視する前に行動することをあきらめたり、自分があざむかれたと思わずに済むように相手を信頼しすぎないようにしたり、自分が滅ぼされる前に相手を滅ぼそうとするようになる（Niebuhr 1989：81）。さらにニーバーは、裏切りや偽りについて次のように論じる。

　われわれは人生が偽りの連続であることを恐れている。しかしわれわれは信じることなしに生きられない。そこでわれわれは新たに誰かを裏切ることによって、少しの満足を得る。またわれわれはいずれ死ぬと知っている。それはいのちの約束が偽りであるということである。そのためわれわれは、守ることのできないいのちの約束をむすぼうとしたり、偽られていると疑いながらも相手を信じているふりをする。（Niebuhr 1989：81-82；Fowler 1974：223）

　つまり人間は、信じるという本性をもちながらも、完全に信じることができないために互いに約束を裏切ったり、偽ったり、疑うことによってでしかつながれないのである。これがニーバーの考える信頼関係の日常である。そしてこの矛盾した信頼関係をふまえて、ファウラーは次のように主張する。

　人間存在は、優良な信頼関係を必要とする。生活のあるいは社会とのか

かわりを新しいものにするために、より高次の〈価値の中心〉に参与する必要がある。（Fowler 1974：223）

　つまりファウラーは、裏切りや偽りや疑いによってでしかつながることのできない信頼関係を回復するためには、裏切りと偽りのない信頼関係や、高い次元の〈価値の中心〉によって、あらゆるものとのかかわりを捉え直す必要があると考える。そのためにあらゆるかかわりを俯瞰する必要があり、俯瞰するための枠組みが、先述の究極的環境なのである。

（7）イエス・キリストの介入による信仰の回復

　それでは裏切りや偽りの関係にしか生きられない人間の信頼関係・信仰は、どのようにして高い次元から捉え直すことができるのか。そのことについてニーバーは、次のように考える。
　ニーバーは、イエス・キリストの信仰心をわれわれ人間の信仰を回復する力と見なす。そして彼は、イエス・キリストをわれわれが信仰する対象としてではなく、われわれの間に存在するものと考える（Niebuhr 1989：86-87）。イエス・キリストがわれわれの間に存在するとは、われわれの日常性、つまり不信や敵意、疑いによる人間関係の中にイエス・キリストが存在することである（Niebuhr 1989：96-97）。そして人間の不信や敵意や疑いのただ中にいたイエス・キリストは、人間の神への不信と不忠実の招いた犠牲によって十字架に架けられたのである。

（8）十字架のイエス・キリストによって示される信頼と忠誠

　まずニーバーは、十字架に架けられたイエス・キリストと神の関係について論じる。イエス・キリストは「主の愛する子として、いのちの約束を与えられたが、その約束を反故された」（Niebuhr 1989：97）。つまりイエス・キリストは、神の子として生まれたにもかかわらず、われわれ人間と同じように不信や裏切りの中で生き、われわれと同じように死を経験した。そして死の淵でもなおイエス・キリストは、神を「父」と呼んだのである（ルカ 23：46）。つまりイエス・キリストの忠誠は、十字架の死においても絶えなかったのである。そして三日後にイエス・キリストは復活する。
　ニーバーは、復活の出来事が、イエス・キリストが人々の間で生きながらも

神へ忠誠を保ち続けたことをあらわすと理解する。それではイエス・キリストが忠誠を保ち続けた神とはどのような方なのか。

　ニーバーは、神を「われわれの父として運命を決定する方である」（Niebuhr 1989：97）と論じる。つまりイエス・キリストを十字架の死から生き返らされた神は、創造主としてわれわれ人間の生死にかかわっておられる方である。そして生死にかかわる神にイエス・キリストは、復活の時まで忠実であった。イエス・キリストの忠誠心は「神が、罪人の死を望んでおられるのではなく悪から救い出して神の国を実現する方であり、そこでわれわれは死ではなく生きるものとなり、そしてわれわれの終わりは死でなく永遠のいのちである」（Niebuhr 1989：97）ことを信じ受け入れるように、われわれを導くのである。イエス・キリストの神への忠誠心についてニーバーは直接聖書を引用していないが「神が御子をこの世に遣わされたのは、世を裁くためではなく、御子によって世が救われるためである。御子を信じるものは裁かれない。信じない者は裁かれている。神の独り子の名を信じていないからである」（ヨハ3：17-18）に示されている。

　そして神の子として生まれたイエス・キリストは、死から生き返ったことによって人の間に生まれながらも神の性質を受け継ぐ存在であることが示された。神の性質をもつイエス・キリストが、復活の時まで人々を愛すことに忠実であり続けたことは「天地の創造主である神が（被造物を愛し生かすことに）忠実であり続ける方であることを知らしめたのである」（Niebuhr 1989：100；フィリピ2：6-8；丸括弧内は筆者の加筆）。

　次にイエス・キリストの信仰心が人間にもたらしたものについてである。ニーバーは、イエス・キリストが不信の中に生きる人々にとって異常なものに映ったと述べる（Niebuhr 1989：95）。そしてイエス・キリストの神への信頼は、ユダヤ社会と人々、その指導者と儀礼、そして律法の存続を脅かすものとして拒絶されたのである（Niebuhr 1989：95）。そしてイエス・キリストの信仰心は「主よ、主よ、なぜわたしをお見捨てになったのですか」という叫びによって締めくくられた（Niebuhr 1989：96；マタ27：46；マコ15：34）。つまり人間の間に生まれたイエス・キリストは、神の力と栄光を示したり、超自然的なことを起こすことで信頼関係を回復したのではなかった。イエス・キリストは、不信や裏切りや死の危機にあっても「父よ」と根源的な存在を呼び求めたのである（Niebuhr 1989：96-97）。イエス・キリストによって啓示されたの

は、人間として死ぬ運命に直面しても、神への信頼を保ち続けたことなのである。換言するとイエス・キリストの神への信頼と忠誠は、恐れや不安から自分を守るために相手を疑い・裏切るという人間の自己中心的で自己防衛的なあり方が無意味であることを知らしめたのである（Fowler 1974：230）。

イエス・キリストの信仰心について、ファウラーは次のように結論づける。

　　イエスは、信仰心によって生きることで共同体を築き、神信仰の仲介者となった。その出来事は復活の出来事によっていきいきと証しされ、現在も生き続けている。イエス・キリストの復活と力は、父への揺ぎない信頼を示した。しかしそれだけでなく人間が敵意を抱いていた絶対者が、われわれ人間とあらゆる被造物をあがなうことに忠誠を尽す方であることを知らしめたのである。（Fowler 1974：231）

このファウラーの論述からも分かるように、ファウラーは、ニーバーの「イエス・キリストへの信頼による人間の信仰の回復」を踏襲し、イエス・キリストへの揺ぎない信頼が神の人間への愛を示したことを論じた。ファウラーは、ニーバーの徹底的唯一神主義信仰をふまえ、イエス・キリストによる信仰の回復に至るまでの過程を十分論じている。

これまでファウラーは、堕落の時に歪めらた神と人間の関係が、新しい創造の恵みによって回復される、というニーバーの信仰論にまで言及しきれていないと批判されてきた（Osmer 1992：136-138）。しかしファウラーは、人々への忠誠と神への信頼を保ち続けたイエス・キリストの復活によって、神がわれわれ人間の敵対者ではなく、われわれをあがなうことに忠実な方であること知らしめたことについて論じている。このことからも「新しい創造の恵み」つまりイエス・キリストの介入による信仰の回復についてファウラーは、明言していると言える。

ここまで論じた、イエス・キリストの介入による信仰の回復について整理すると、3つの点にまとめられる。

第1に、イエス・キリストによる信仰の回復とは、堕落によって、不信や敵意を抱くようになった人間の日常に、再び信頼する必要性を知らしめることであった。第2に、信頼の必要を知らしめるためには、不信や敵意の原因となったいのちの約束の反故が誤解であることを示す必要があった。そして第3に、

神がいのちの約束を守ってあらゆる被造物を愛し生かす方であることを知らしめることによって、そこに参与するわれわれも互いに愛し生かしあう関係であるべきことを伝える必要があった。つまりイエス・キリストの介入による信仰の回復とは、次のように結論づけることができる。それは、不信を抱いている人が、生かされ愛されていることを再認識し、自分もその関係に参与することである。そして自分が生かされ愛されている関係に参与することによって、徹底的唯一神主義信仰を目指すのである。

　イエス・キリストの介入による信仰の回復の過程は、死の現実にある患者の経験に一致する。患者は、神を信仰するわけではない。しかし患者は、死の危機の中でいのちの約束が反故されたと感じている。それはたとえば「なぜ自分だけが死ななければならないのか」という言葉にあらわれる。そして患者は、不信や敵意を抱きやすい状態にある。神を信仰しない患者は、不信や敵意を身近な家族・支援者へ向ける。たとえば患者は「健康なあなたに分かるはずはない」「どうせ死ぬんだからどうでもいいと思っているのだろう」と言う。これらの思いは、患者と周囲にある深い断絶をあらわす[23]。そこで周囲との深い断絶を感じている患者を支援するために求められるものは、死による深い断絶を超えたつながりである。そのつながりは、死の運命にあっても神への信頼を保ち続けたイエス・キリストによって示された徹底的唯一神主義信仰である。死による深い断絶を超えた徹底的唯一神主義信仰に近づくということは、死にゆく患者とその家族や支援者にとってどのように経験されるものなのか。その点については次章で論じたい。

3　信仰発達理論としての信仰の回復

　さてここまでニーバーの信仰論にもとづき、イエス・キリストの介入による信仰の回復について論じてきた。そのことをふまえ、ファウラーが、信仰の回復を、信仰発達理論の中で牧会ケアとして展開したことについて論じる。
　ファウラーは信仰発達としての回心の過程を次のように論じる。

　　信仰発達や信仰の変化は、退行や回心としてあらわれるとわたしは理解する・・・（信仰発達の）過程を全体としてイメージするとその発達は、

らせん状のように進んでいく。新しい段階に進みつつも前の段階に部分的に戻ることもある。・・・発達段階が進むと信仰の許容力や強さが高まる。しかしその時、前段階のあり方やものの見方が、新しい段階で得た許容力や強さにとって代わるわけではない。（前段階で解決されていない）信仰の問題は、新たな段階になるとより複雑になってあらわれる。・・・その人の視点や価値観が広くなり、また自分のあり方も深まり、自己・他者・世界との関係もより親密に複雑になるため、その問題はその段階で解決されずに長引いたり、苦悩を伴ったり、正しい解決に至らなかったりすることもある。（Fowler 1981：274；丸括弧内は筆者の加筆）

　言い換えれば回心としての信仰発達は、必ずしも高次の段階へ進むのではない。つまりその発達は、たとえば未解決であった人間関係の問題を、根源的価値により近い〈価値と力の中心〉によって新たに見つめ直すことである。つまりそれは、それまで捉えきれていなかった相手の思いや人間関係の複雑さを理解できることである。その結果、かえって傷ついたり自己嫌悪に陥るといった苦悩を抱えることもある。

　ファウラーは、その人が新たな〈価値と力の中心〉によって未解決な問題を見つめ直す時に伴ってくれる支援者・支援共同体が必要であると主張する（Fowler 1981：296）。それは、その人が新たな〈価値と力と中心〉によって、どのように他者や共同体とかかわり、どのように自分の生きる世界を全体として捉え直すかを語るのに伴ってくれる存在である。

　ここで言う支援とは、牧会ケアのことである。牧会ケアについて、ファウラーは、著書 *Faith Development and Pastoral Care*（1987）で定義している。それによると牧会ケアとは「神の国の到来のもとにその人の使命感の覚醒・獲得・修正・回復・成長を支援すること」（Fowler 1987：21）である。つまりファウラーにとって、神の働きに参与できるように支援することが牧会ケアである。神の働きに参与することへの支援は、信仰発達の支援と異なるように思えるが、そうでもない。神の国とは、最終段階（第6段階）の〈普遍化する信仰〉に示された「あらゆる存在が受けいれられ満たされるような共同体」（Fowler 1981：200）のことである。神の働きに参与することは、そのような共同体をつくりだすために参与する〈普遍化する信仰〉のありようである。とするならばファウラーにとって、牧会ケアとは、自分自身の生き方や未解決の人間関係

に葛藤している人が、あらゆるものが受け入れられ生かされるような関係を目指すことで、自分の目の前にある問題をも捉え直すのを支援することである。

　ファウラーは、ためらいがちにも支援する共同体として最も適しているのが、キリスト教信仰共同体だとする。キリスト教信仰共同体は、イエス・キリストよる信仰の回復、つまりイエス・キリストが人間の裏切りや死の危機に直面しても神に信頼し人々に忠実であり続けたことについて、説教、讃美歌、祈り、聖餐をとおして語り継いできた。これは、共同体にとって、自分たちの信仰生活を見つめ直す〈主な物語〉である[24]。信仰共同体に属する人々は、イエス・キリストの人生について聴く時、イエス・キリストに出会う。そしてイエス・キリストに出会うことによって、眼前の未解決な問題に葛藤しながらも、あらゆるものを生かし愛す神に信頼することによって、互いに生かし愛しあうような生き方を目指すのである。

むすび

　本章では、ファウラーの定義する信仰が一般的になぜ心理機能と理解され神学的信仰内容と理解されてこなかったかについて明らかにすることを目指した。ニーバーの信仰論を援用したファウラーの信仰論について概観し、さらにニーバーの徹底的唯一神主義信仰がファウラーの信仰論の基盤となったことを明らかにした。

　ファウラーの信仰発達理論で示す三項関係は、日常生活で自己と他者が互いに相手を信頼し忠誠を尽す関係であった。そして〈価値と力の中心〉は、自己と他者の信頼と忠誠を強くするための共通の約束・課題・義務をあらわすものであった。そしてこの三項関係・〈価値と力の中心〉が、ブーバーの「我」「汝」の関係とロイスの三項関係を援用してニーバーが構築した概念であることも明らかとなった。

　次に究極的環境は、われわれが互いに信頼と忠誠を尽す対人関係・共同体を超えたものに信頼と忠誠を尽す、普遍的な共同体をあらわすものであった。そして究極的環境の頂点となる根源的存在あるいは唯一者は、キリスト教では神であり、ファウラーはそれを〈超越した価値と力の中心〉と呼んでいた。そしてその根源的存在にあらゆるものがつながり、根源的存在によってあらゆる人

が生かされ義とされている状態をニーバーの徹底的唯一神主義信仰に依拠して論じ、それがファウラーの言う〈普遍化する信仰〉の原型となっていた。

　しかしファウラーによれば、ニーバーの徹底的唯一神主義信仰は、普遍的で理想的な信仰形態であり、普段のわれわれの信仰は、不信・偽り・疑いといったネガティブな状態である。そしてその不信の状態を理想的な徹底的唯一神主義信仰に回復する必要があり、その回復のために人間として人間の間に生まれ、その中で人々に裏切られ、死の運命にあっても神への信頼と人々への忠実さを保ち続けたイエス・キリストに出会う必要がある。つまりイエス・キリストの介入なしにわれわれ人間は徹底的唯一神主義信仰へ回復することができない。これが、ニーバーの信仰論からファウラーが導き出した信仰論であった。したがってファウラーの信仰論は、イエス・キリストによる信仰の回復、つまりあがないの業による神の恵みというキリスト教信仰を基礎におくのである。

　そしてファウラーは、イエス・キリストによる信仰の回復を信仰発達理論に反映させた。ファウラーは、それを回心と呼び、根源的価値により近い〈価値と力の中心〉を得て人間関係や生き方を新たに意味づけする信仰発達であるとした。回心としての信仰発達は、新たな〈価値と力の中心〉によってこれまで捉えきれていなかった自分のあり方や人間関係を理解できるようになることであるため傷つくこともある。そのためファウラーは、その過程に伴ってくれる支援者・支援共同体が必要であるとした。そしてファウラーは、支援者・支援共同体として適しているのは、長い間、イエス・キリストとおして〈普遍化する信仰〉について語ってきた信仰共同体であると理解していた。

　以上、信仰発達理論が、ニーバーの徹底的唯一神主義信仰にもとづいた〈普遍化する信仰〉に近づくことであることを論証した。次章では、ファウラーの言う〈普遍化する信仰〉に近づくことへの支援が、ホスピス・緩和ケアの臨床のスピリチュアルケアの指針となりうるかを検証したい。

注

[1] Fowler 1981：16 を参照。丸括弧内は筆者の加筆。causes は、ニーバーの言葉に由来する。ニーバーの言う causes は、「自分の生を賭けていく目的または大義名分」という意味として用いられており、そこから大義・目的あるいは原因と様々な言葉に訳されている（東方 1995b：3；佐柳 2003：91）。

2　ファウラーは、「自分とは何ものか」を総括的に意味づけすることを master identity と呼ぶ（Fowler 1981：19）。

3　Fowler 1981：96-97 を参照。丸括弧内は筆者の加筆。ファウラーは、究極的環境（the ultimate environment）と究極的制約（the ultimate conditions of our lives）との使い分けについて明示していない。*Stages of Faith* を概観すると、先述のように究極的環境は、イメージ（image）とともに使われていることが多く、われわれの日常生活を包括的に見るあるいはイメージするといった視覚的働きを含む。一方で究極的制約は、われわれの生活（our lives）あるいはわれわれの存在（our existence）とともに用いられている。この場合はわれわれの生活や存在を条件づけたり意味づけたりするという抽象的な意味で用いられている。究極的制約の詳細については、「コラム 3 パウル・ティリッヒの信仰論」（本書：125-127）ページを参照。

4　Barth［1832］1975：198 を参照。ニーバーは、啓示を神学の出発とする。しかしながら啓示をキリスト教神学の弁護やキリスト教共同体の自己防衛のために用いてはならないと述べる（Niebuhr［1941］2006：20）。

5　Fowler 1974：203 を参照。キリストによって与えられた解釈の基準としてシュライエルマッハーは「キリスト教は敬虔の目的論的方法に属する唯一神的信仰方法であって、さらにこの信仰方法においてはいっさいがナザレのイエスによって成就された贖罪論に関係づけられている」（Schleiermacher［1830/1831］2008：147）と論じる。

6　Fowler 1974：203；Niebuhr［1941］2006：23-27, 75-76 を参照。ニーバーは、客観的立場を否定する理由について次のように論じる。それによれば客観的立場は、自己が頭の中に持つ概念や仮説を対象にあてはめて評価する行為である。そしてこのとき知ろうとする対象は「受動的な状態、死んだ状態となってしまう」（Niebuhr［1941］2006：76）という。そして信仰とは、出来事の中に不滅な対象を見いだすことであり、人格と人格の出会いによって確信される根本的で不滅の関係についての原理であると主張する。

7　シュライエルマッハーは「神の表象を何らかの知覚しうる対象に変化することは・・・常に一つの頽落である」（Schleiermacher［1830/1831］2008：147）とする。

8　ファウラーは、ニーバーが三項関係論においてブーバーをふまえていることを示しているものの、どのようにニーバーがブーバーを理解し展開させたかにまで触れていない（Fowler 1974：154, 206）。

9　Niebuhr［1941］2006：35 を参照。ブーバーは「我」「それ」の関係について次のように言う。それは事物や生命を事物として知覚すること。あるいは構造や再現された可逆性によって秩序づけられ、自分から分離された世界として知覚する。この時世界は対象として存在しているという（Buber［1923］1932：40-41）。

10　Niebuhr［1941］2006：77 を参照。出会いについてニーバーは受けることと即行動

することを "suffering and action in one" と訳しているが、ブーバーの本文では、Passion Aktion となっている（Buber [1923] 1932：37）。ブーバーによれば能動的行為とは、根源的な存在としての「汝」に根ざしているという意味で能動的だが、それ以外の行為は根源的存在に止揚されてしまうので、きわめて受動的であるという。つまり出会うということは、全人格的に根源的存在の前にただあるという状態をあらわす。

11 Niebuhr [1941] 2006：79-80 を参照。ここでニーバーの言う知られることによって自分が何ものかを知るという人格と人格による不滅な関係は、ブーバーの次のような記述と一致する。「その世界と君の生の外になっているのではない。それは君の存在の根底にふれるのだ。そして君がそれを『わが魂の魂』といってもいいすぎではない・・・君とその世界の間には相互に与えあう関係が存在している。君はその世界に向かって汝といい、その世界に君を与えるその世界は君に向かって汝をいい、己を君に与える」（Buber [1923] 1932：42）。

12 Niebuhr [1941] 2006：34 を参照。ニーバーは、さらにカントにまでさかのぼって整理する。内的歴史はカント的理性の実践理性にあてはまり、外的歴史は純粋理性にあてはまるとニーバーは理解する。

13 Niebuhr [1941] 2006：37-38 を参照。ニーバーによれば、内的歴史における価値とは、時代をさかのぼって、われわれの生に意味を与え続けたり運命を示し続けるような出来事である。ニーバーは、その出来事の例として預言者やイエス・キリストについて取り上げる。つまりイスラエルの預言者は、イスラエルの人々だけのものではない。キリスト者にとっても神の言葉をさし示す預言者となる。そして初代の弟子たちにとっての主イエス・キリストは、キリスト者にとっても自分たちの罪のためによみがえった主イエス・キリストとなるのである。

14 ニーバーは、信頼・忠誠・忠実が、ラテン語の信じること（believing）にあたる fides に派生しているとする。そして信じること（fides: believing）が、信頼すること（fiducia: trust）と、忠誠および忠実であること（fidelitas: loyalty or fidelity）の相互作用によって成り立つ現象であると説明する（Niebuhr 1989：47-48）。

15 Niebuhr 1989：49 を参照。ロイスは、忠誠（loyalty）を以下のように定義する。忠誠とは、人間が1つの目的（cause）へ献身しようし、それを実践し、それを徹底することである（Royce [1908] 1919：16-17）。また忠誠は、単に感情的なものであってはならず、その目的に生死を委ねるものでなければならない（Royce [1908] 1919：18）。また忠誠は、社会的である。その目的に仕える人々がおり、その目的に仕える人々が、その目的のもとに互いにむすびつく。その目的に忠誠を尽す人々は、その目的によって対人的（impersonal）・超越的（superpersonal）にむすびつく（Royce [1908] 1918：20）。たとえば相手を愛するということは互いに愛し合うだけ

でなく互いがかけがえのないものとなるということである（Royce［1908］1918：20）。そのとき目的は、義とされるもの（good thing）であり、義務をあたえるもの（duty）でなければならない（Royce［1908］1918：21）。

16　単一神主義・多神主義について論じる際にニーバーは、目的ではなく「神々（gods）」という語を用いる。しかしニーバーは「『神々』を信じることは、われわれが〈価値との中心〉に委ねたり目的に忠誠を尽す信仰と同じ意味である」（Niebuhr［1943］1960：24）とする。したがって用語を統一するため本論は、目的を用いて論じる。

17　Niebuhr［1943］1960：31 を参照。ニーバーは「徹底的唯一神主義信仰」の状態は、ほんの一瞬であったとする。ニーバーによればそれは、たとえば初期キリスト教、中世の教会社会、初期のプロテスタンティズム、ピューリタンのニューイングランド、19 世紀初期の敬虔な時代がそうであるとする。

18　Fowler 1974：60-61 を参照。この中でニーバーは、第一次・第二次世界大戦を取り上げる。人々は 2 つの大戦において自分を献げる根源的価値を国家におき、自由と団結と平等と秩序と仲間のために戦った。しかしどの価値（a god）も普遍的でなく、その価値は否定された。その結果人間の宗教的な生活は、互いを分裂させ、最後には何も残らず無意味感による空虚さだけが残ったとする（Niebuhr［1943］1960：120-122）。

19　Barth［1932］1975：198-206；Fowler 1974：60 を参照。丸括弧内は筆者の加筆。

20　Niebuhr［1943］1960：123-124 を参照。丸括弧内は筆者の加筆。ニーバーは、空虚で無意味な状態から、あらゆるものにとって価値があるものを見いだすまでのプロセスを論じるに至ったのは、有機体の形而上学を提唱したアルフレッド・ノース・ホワイトヘッドの影響を受けてのことだったとする。ホワイトヘッドは、バルトの危機神学への批判として次のように論じた。「それ（宗教）とは、空虚なる神から敵なる神へ、敵なる神から友なる神への移行である」（Whitehead［1926］1960：16）。

　　しかしニーバーは、ホワイトヘッドの言う空虚なる神・敵なる神・友なる神への移行が実際の歴史や個々の経験で簡単に起りうるものではないとし、独自の理解を示した。それは、空虚な状態をとおして人間中心的な信仰の無意味さに気づき、自分たちを救うと信じてきた目的や弱さを知ることによって、本来不可知な「神の国を確信する（conviction of the sovereignty of God）」ということである。そして神の国の確信はイエス・キリストとの出会いによって生じるというのである（Niebuhr［1943］1960：123-125；Fowler 1974：60-61）。

21　Niebuhr 1989：64-77 を参照。ニーバーは、存在の根拠あるいは神と人間のネガティブな関係形態を、3 つの心理的機能によってあらわすことができると言う。それは反抗（defiance）、恐怖（fear）、そして疎外感と忘却（isolation and forgetfulness）である。

まず反抗の態度は、無限の力に対する深い幻滅によるものである。もともとこの世界に大きな幻想とイメージを抱いており、それが絶たれてしまった時に生じるものであるという。この世界を創造した存在に対して嘲るのである。

　　次に恐怖の態度も超越したものへの敵意である。恐怖は、自然宗教で超自然的なものと社会生活のむすびつきによってあらわされる。災害などによって無限の力が自分たちに罰を与えたと考える。たとえば自然宗教に見られる神々をなだめる儀式は、このような恐怖の態度のあらわれである。また自己の内面にある理性的でない恐怖が、心霊や神聖なものや象徴的なものに投影されるということでもある。

　　最後に疎外と忘却は、回避と否認の態度である。幻想や恐怖の心をファンタジーやイリュージョンによって覆い隠してしまうことである。

[22] ニーバーは、ロマ8：7を引用する（Niebuhr 1989：68）。

[23] 哲学者の村田久行は、がん告知についての日本の現状をふまえ、患者ががんに罹り死を意識することは、死にゆくものと生き残るものとの深い断絶であると説明する。村田は、その断絶の回復のために、病気や死にかかわる真実を共有し信頼関係を保つこと、あるいは患者も支援者もいずれ死すべきもの・病むべきものであるという認識に立つことが必要であると論じる（村田［1994］2003：125-127）。村田は、死による深い断絶を回復するための積極的な方策や関係概念を示すまでに至っていない。

[24] Fowler 1981：295 を参照。ファウラーは、教会の使徒信条や教理にも代々受け継がれてきた信仰の〈主な物語〉が含まれるとする。

コラム3　パウル・ティリッヒの信仰論

　前章では、ファウラーの信仰論を明らかにするために、彼が博士論文のテーマにしたニーバーの信仰論について論じた。ファウラーが、信仰論を構築するために依拠したもう1人の神学者がいる。それは、パウル・ティリッヒである。とくにファウラーが、究極的環境について論じる際に、日常のさまざまなものの中に究極性を見いだすという考え方は、ティリッヒの究極的関心に影響を受ける（Fowler 1981：4）。ここでは、ファウラーが、ティリッヒをどのように理解し、ニーバーの信仰論との違いをどのように把握し、自身の信仰論にどのように援用したかについて論じる。

　組織神学者の芦名は、論文「H. リチャード・ニーバーと信仰論の射程」で、ティリッヒとニーバーそれぞれの立場について述べている。それによればティリッヒは、個々の存在の意識の志向性の領域に焦点をあわせて捉える立場であり、ニーバーは、自己が他者との相互関係をもつ社会的地平に焦点をあわせて自己を理解する立場である（芦名 1993：117）。

　ファウラーは、芦名の言う、ニーバーの、社会的地平に焦点をあわせ具体的な社会生活を検証する方法を踏襲している。さらにファウラーは、社会的地平である日常生活のあり方や対人関係を、全体的・包括的・統合的に捉える枠組みとして究極的環境という概念を示した。

　しかし究極的という概念そのものは、ティリッヒの究極的関心から援用している。ファウラーは、究極的関心を、人間が自分の存在を意味づけするために、生活のさまざまな営みを全体として統合する中枢の役割を担うもの、あるいは自分の人生はこのためにあると思えるものと理解する（Fowler 1981：4-5）。

　ファウラーは、究極的環境と同じく究極的制約（the ultimate conditions of our lives）を用いる。condition もティリッヒから援用していると考えられる。condition は、状態・状況という訳語が一般的である。しかしファウラーは、ティリッヒの無制約的なもの（the unconditional）を念頭において、究極的制約を論じたのではないかと推察し、ここでは「制約」という訳語を採用する。

　なぜファウラーは、制約という概念をティリッヒから援用したか。そのことの手がかりは、*To See the Kingdom* でファウラーが、ティリッヒのニーバーに対する影響について論じる項にある。ファウラーは、その項で「無制約的な

もの」について論じている。少し長くなるが「無制約的なもの」についてのファウラーの理解を、ティリッヒに直接触れながら、以下に示す。

それによれば「無制約的という言葉は、神や『存在者（Being as such）』『善者（Good as such）』『真実者（Truth as such）』といった究極性を、存在としてではなく性質としてあらわすものである」[1]。ティリッヒにとって、無制約的なものという概念は、われわれの存在を深く支える性質としての神をあらわすものである。ティリッヒは、無制約的なものを用いることによって、2つの神概念を批判的に乗り越えようとした。

その1つ目は、宗教哲学者エルンスト・トレルチによる宗教的リアリズムである。宗教的リアリズムは、キリスト教も歴史的出来事の1つとして相対的に解釈する立場である。ティリッヒは、トレルチの宗教的リアリズムでは、神の無制約性あるいは超越性へ近づくことができないと考えた（Tillich 1951：75）。そしてティリッヒは、トレルチが相対化できなかった特定の歴史的・文化的出来事や構造を解明しようとした（Fowler 1974：62）。

2つ目は、はバルトの危機神学であった。バルトは神を絶対的他者あるいは空虚な存在とすることで人間に捉えきれないものとした。しかしティリッヒは、神をわれわれの存在や出来事の深みに現存する無制約的な性質としてわれわれは経験できると説明した（Tillich 1951：49-50）。

ファウラーは、ティリッヒが、いかに人間の経験をとおして神の存在を経験できるかという試みに追従したと考える。

ところが、ファウラーは、ティリッヒの無制約的なものという概念に完全に依拠できなかったようである。ファウラーは、ニーバーのティリッヒ批判を次のように引用している。「ティリッヒの神観念は、抽象的で、機能的に不十分で、神秘的直感に過ぎない。・・・ティリッヒは、抽象的であることによって『人々の宗教的イメージを具現化したり、人々の探求や叫びを統合することに失敗する。人々の宗教心（religion of a human heart）を表現することは、本来神学が行うべきことである』」[2]。

つまりファウラーは、ティリッヒの無制約的なものが、深みにある実体を明らかにすることはできるけれども、深みにある実体を生活や人間関係の中で実際にどのように経験するかを示していないと考えたのである。

その深みにある実体を人間の生活や人間関係の中でどのように経験するのか。この問いに答えたのがニーバーであったと、ファウラーは考える。

ニーバーは、空虚あるいは無制約的なものをわれわれが、絶望として経験すると説明する。たとえばそれは経済の崩壊や国際的緊張関係である。ニーバーは、絶望するような出来事が、神がわれわれの希望を裏切ったり、われわれの計画を呪ったことによって、引き起こされたという考えに反対する。そしてニーバーは、人間が恐れや不安から自分を守るために他者を疑い裏切ることで生み出した社会構造や戦争によって、人間自身の希望を裏切り、絶望に至らせ、さらに神を裏切ったと理解した[3]。そして空虚さや、無制約的なものを絶望する時、人間の中で絶望の淵にあっても「父よ」と根源的な存在を呼び求めたイエス・キリストに出会うことによって、自己中心的で自己防衛的な信仰の無意味さに気づき、本来不可知的な「神の国を確信する（conviction of the sovereignty）」に至るのである（Fowler 1974：60-61）。

　ティリッヒとニーバーの信仰論の違いをまとめると次のようなこととなる。ティリッヒは、信仰を究極的にかかわっている状態とする。そして究極的関心は、無制約的なかかわりを必要とする（Tillich 1957：2-4）。しかしそのかかわりは、われわれが全人格的に活動することを意味する（Tillich 1957：5）。つまりそれは、認識・健康・正義・社会福祉などといったあらゆる人格的働きにおいて、超越的なもの、無制約的なものとかかわることである。

　その一方でニーバーは、ティリッヒの無制約的なかかわりを人間の制約の中で、つまり日常生活や人間関係といった具体的な経験の中で捉える方法を見いだした。このことをふまえファウラーは、究極的なものを、人間の日常での実在（reality）をとおして限りなく捉えようと試みるものと理解するのである（Fowler 1981：30）。

　このようなニーバーの考えを基盤にして、実生活で究極的なものを捉えられるように成長することを示したのが、ファウラーの信仰発達理論なのである。

注
[1] Tillich 1951：32；Fowler 1974：63 を参照。ファウラーは *The Protestant Era* の第2版（1957）を引用しているが、本書は、第1版（1951）を参照した。
[2] Fowler 1974：67 を参照。ファウラーは、"Theology in a Time of Disillusionment" というニーバーが1931年にイェール大学で行った同窓会での講演の手書き原稿を引用している。
[3] Fowler 1974：65 を参照。ここでもファウラーは "Theology in a Time of Disillusionment" を引用している。

信仰発達の機能（要約）

	A. 論理の形式(ピアジェ)	B. 社会的視点の取得(セルマン)	C. 道徳判断の形式（コールバーグ）	D. 社会的意識の境界	
第1段階	前操作	初期的な共感（自己中心的）	罰と報酬	家族、一次的な他者	
第2段階	具体的操作	単一の視点を取得	道具主義的な快楽主義（互恵的公平性）	「わたしたちのような人々」（家族、民族、人種、階級、宗教）	
第3段階	初期の形式的操作	相互的な視点を取得	個人間の期待と同調	個人的に関係する集団	
第4段階	形式的操作（二分法的）	自己の選択した集団や階級との間で相互的な視点を取得(社会的)	社会的視点、考慮された相対主義的あるいは階級内での普遍主義	自己の選択した規範や考えと一致する共同体	
第5段階	形式的操作（弁証法的）	帰属する集団や階級以外の集団との相互的視点を取得	社会より先立つ原理的な法（普遍的・批判的）	各階級の規範や関心を超えた広がり。他の集団や伝統の「真理」「主張」を感受できる修練された理想	
第6段階	形式的操作（合成的）	あらゆる存在が属せsuch共和国内での相互的視点理解	存在への忠誠	あらゆる人類との同一化。存在への超自己愛的な愛	

E. 権威の所在	F. 世界を統一する形式	G. 象徴機能
愛着・依存的な関係。権威の大きさ、力、視覚的象徴	エピソード的	魔術的・神秘的
権威的役割の職務。個人的関係の顕著な増加	叙述的・ドラマ的	一元的・逐語的
個人にとって価値のある集団と一致。信念・価値の伝統の代表者	象徴を媒介とし包括的に捉える暗黙のシステム	多元的象徴、象徴によって喚起される力
自己の承認した理想的視点によって示された自己の判断。これと一致した権威や規範	概念を媒介とし、境界や内的関連が明確なシステム	象徴自体と象徴されたものとの分離。観念への変換。象徴された意味が力を喚起
他者の省察した要求および蓄積された多様な人間の知恵に対する判断経験の過程の弁証法的結合	象徴と概念を媒介とする多元的システム	整理不能の象徴のもつ力と観念的意味を批判を経て再統合。象徴のもつあるいは象徴を超えて現実に備っている力。そしてその力は無意識の過程でも喚起される
初期段階で得た経験や真実による個人の判断に加え、浄化された自己渇望と、存在の原理への修練された直感	「多くの存在を超えた唯一者」による統一に参与する統一的実在	象徴と自己に仲介された現実を統合することによって、現実化された象徴の喚起する力

Fowler 1981：244-245 を参照。日本語訳に際し西脇：1998：24 を参照。

第4章　ファウラーの信仰発達理論のホスピス・緩和ケアでの臨床応用（事例研究）

1　目的と方法

（1）目的

　ファウラーの信仰発達理論は、信仰機能の変化だけでなく、回心の過程としての信仰発達を支援するための牧会ケア（スピリチュアルケア）的アプローチでもある。本章では、ホスピスに入院した患者Aさんの症例を用い、信仰発達理論が死に直面した患者の支援のために、指針となりうるかを考察する。

　なおAさんの入院期間中、筆者は信仰発達理論を習得してケアにあたっていたわけではなかった。したがって本症例研究は、従来どおりに行ったケアをファウラーの信仰発達理論で分析する。そのことによってファウラーの信仰発達理論が、終末期患者の信仰発達を評価し、その人へのスピリチュアルケアの指針を示すことが可能かを考察する。

　これらをふまえ本章では以下のことについて明らかにする。

　第1に、回心の過程としての信仰発達が、具体的にどのような過程を経て起こるのか。つまり新しい〈価値の中心〉はどのようにして得られ、未解決問題はどのように見つめ直すことができるのか。

　第2に、イエス・キリストについて語り継いできた信仰共同体で実現するというイエス・キリストとの出会いが、キリスト教信仰共同体以外でも起こりうるか。起こりうるとするならばどのような役割を果たすのか。これらのことをホスピスで過ごした患者Aさんの入院生活の経過と会話をもとに分析する。

（2）研究手法

　本章では、愛知国際病院ホスピスを利用した患者Aさんの入院生活および筆者との対話について分析する。Aさんとの対話は、インタビューではなく実際の牧会ケアであったため、テープレコーダーを使用していない。対話の直

後に筆者の記憶にしたがって逐語的に記録したものを使用する。また A さん
の入院生活の経過は、A さんの診療録に従って記述する。紙面の関係上、必
要と思われる会話のみを抜粋する。

　分析は、ファウラーの信仰発達理論をもとに行う。

1. A さんの信仰機能が何段階目にあるのかを評価する。信仰発達段階の評
価は、ファウラーらが編集したマニュアル *Matual for Faith Development
Research*（Fowler, Streib and Keller 1986［2004］）に従う。

　　マニュアルには、7 つの信仰機能（A）論理の形式、（B）社会的視点の
取得、（C）道徳判断の形式、（D）社会的意識の境界、（E）権威の所在、（F）
世界を統一する形式、（G）象徴機能について解説されている。そして面
接する時に、被験者の語る言葉から、被験者の信仰機能がそれぞれどの段
階になるのかを分析できるような指標が、示されている[1]。本研究は、マニュ
アルの指標をもとに A さんの会話を分析する。マニュアルの指標の内容
は必要に応じて鉤括弧で表記する。A さんがどのようにものごとを理解し、
社会的視点によって人間関係をもち、価値判断するのか、あるいは象徴や
イメージをどのように用いているのかについて明らかにすることで、A
さんの 7 つそれぞれの信仰機能が、どの段階にあるのかを評価する。

2. A さんの回心の過程について明らかにする。そのことによって本章では、
死の現実に直面した A さんがどのように死にゆく自分と周囲の関係を捉
え直したのかについて明らかにする。

3. さらに 2 つの分析方法に加え、ファウラーの信仰発達理論に欠けていると
指摘されていた感情や態度の分析も行う。

（3）倫理的配慮

　A さんとの対話および診療録を使用するにあたり、A さんの死後であった
ため、A さんの家族に同意を得た。その上で A さん家族の同意書とともに研
究申請書を愛知国際病院倫理委員会に提出し、同委員会から研究許可を得た。

2　事例と分析結果

　A さんは 60 歳代男性。20XX 年 Y 月 24 日から 20XX 年 Y+9 月 18 日まで

の9か月間ホスピスに入院。家族構成は妻との2人暮らし。元観光バスの運転手。

　分析結果は、経過記録を6つの時期に分けて論じる。それぞれの時期のAさんの感情と態度、信仰発達段階、回心の過程について論じる。

　分析および考察にあたり4名によるスーパーヴィジョンを受けた。その内訳は、スピリチュアルケア学の教員1名・研究者2名（そのうち臨床家1名）、社会福祉学の教員1名である。

① 〔入院までの治療経過について〕

Y+1月1日　Aさんはベッドに胡坐をかいてテレビを見ていたが、筆者へ向き直って話をする。筆者は簡単に自己紹介し、話を聴いて心のケアを行うものであることを伝えた。そして入院後の様子について聞いた。

A（Aさん）1：（頭をさすりながら）頭は重いですけど、とくに何もせず。お薬はいただいていますが、今日はそれほどでもなく。たばこを吸いますので吸いにいきますが。B病院の先生にご紹介をしてもらってたから1週間で入れたんです。その時に覚悟はしたんです。先生に話を聞いた時にじたばたしてはいけないなと思いました。

Ch（チャプレン）1：（うなづく）

A5：たばこを吸いに行くと、隣の人と1日に1回か、多くて2、3回一緒になるんです。そういう話になるんですが、その人は後半年から1年って言われたって。ぼくは後数か月って言われているから、じたばたしても仕方ないって。それまでここにいるしかないと思っています。

Y+1月22日　Aさんは、兄弟と会うために外泊した。帰院後Aさんは、兄弟と過ごした時間について話した。

Ch1：Aさん、お帰りなさい。いかがでしたか。

A1：近くに温泉があってね。それでね。妹がいるんですが銀行員できっちりしているんですよ。ぼくたちが来るのにあわせて旅館を予約していてね。ぼくが「行かない。帰る」って言ったら、「今さらキャンセルできんよ」って言ってね。それでね、兄の嫁さんが、Cってところに住んでるんですがね。義姉さんと姪っ子も来てくれて。6人で泊まりました。

Ch2：へえーご兄弟で。

A2：3家族で泊まったから3部屋とったけど、家内も妹夫婦も義姉も飲むから、結局、妹の部屋で12時30分過ぎまでお開きにならないで。

　ぼくがB病院にいた時にも来てくれた話になってね。ぼくは全然覚えていないけど。下の弟も入れて4人で来て、3日間いてくれた間、ぼくは、抗がん剤で吐くものもなくてもゲロゲロ吐いていてね。もう義姉が「姉の権限でこんなんだったら抗がん剤辞めてもらいなさいって言う」って言ってね。そしたら先生のほうからね「もうこれ以上効果ありません」って言われたみたいで。

Ch3：そうでしたか。

A3：2人部屋だったんだけど、もう1人の人と「よろしく」って挨拶したら、その方は「手術できる」って言われてね。ぼくの場合は遅すぎたんですね。「手術できないから」って。もともと末梢神経の病気で、月1回、神経内科に通って、毎回血液検査してたんだけど。そこの先生に「Aさん、前の回と違うから、B病院に行って、診てもらいなさい」って言われて。B病院に行ったら、データはすでにあって、丸がうってあって、肝臓の値がよくないからって言われて。

Ch4：肝臓・・・

A4：昨日「この辺が痛い」って言ったら、横になって触れてくれて先生が「右側に肝臓があるんだけどそこが腫れてる」って。「看護師さんに薬もって来させます」って。それから「50ミリと25ミリがある」って言われて、今のところ25ミリで効いています。

Aさんの感情と態度

　入院時のAさんは、腹部の痛みはあるものの、内服によって治まっていた。ひとりでホスピス棟1階の喫煙室に向かうこともできた。

　Aさんは、自分の死がそう遠くないことについて「じたばたしてはいけないな」と言っていた。しかしAさんは死や余命について「そういう話」（Y+1月1日 A5）というように明言をさけていた。このことからAさんは、覚悟はしていると言いながらも、死の不安を抱えていることが窺えた。

　Y+1月22日に治療経過を話した時（A2, A3）Aさんは、冷静に順序良く話をした。しかし筆者は、Aさんから不安を感じ取り、少し緊張して話を聴いた。

信仰発達段階

　Aさんの第一印象は、礼儀正しく、丁寧に話す人であった。Aさんの言葉づかいや態度からAさんの信仰発達段階を以下のように評価した。墨付括弧内にはその段階。信仰機能の特徴を略記した（本書128-129）。

（A）〈論理の形式〉：第4段階目【形式的（二分法的）操作期】

　Aさんは、「神経内科に通って・・・B病院に行って診てもらいなさいって・・・データはすでにあって・・・肝臓の値がよくないからって」（Y+1月22日A3）というように、時系列に病名告知までの経過を話した。Aさんの話が別の内容に移ることはほとんどなかった。このような話し方は「一つの概念や意味づけの仕方で結論を導き出すという直線的で・・・一面的な思考」（Fowler, Streib and Keller［1986］2004：34）という第4段階目の特徴である。

（B）〈社会視点の取得〉：第3段階目【相互的視点取得】

　Aさんは「義姉が・・・って」「この先生に・・・って」という言い方をしていた。これは「『その人がどのように思うか』と他者の考え方・感じ方をもとに考えるが、自分自身の思いについて問うことはない」（Fowler, Streib and Keller［1986］2004：37）という第3段階目の特徴と一致する。Aさんも、他者の意見を自分の思いより優先していた。

（C）〈道徳判断の形式〉：第3段階目【個人間の期待と同調】

　Aさんは旅館を予約した妹に「今さらキャンセルできんよ」と言われて一緒に泊まり（Y+1月22日A1）、飲んで話す兄弟に深夜まで付き合った（Y+1月22日A2）ことを話した。Aさんは、まわりの人々に同調する。これは「対人関係的な思考である。対人関係を保つような価値に従う。それは忠誠・正直・親密さなど『よい子』を保つ習慣を持つ」（Fowler, Streib and Keller［1986］2004：42）という第3段階目の特徴である。筆者との会話においても、Aさんは、質問に注意深く丁寧に答えていた。

（D）〈社会的意識の境界〉：第3段階目【個人的に関係する集団】

　Aさんの話題の中心は、兄弟とその家族であった。もちろん帰省した直後であったため、兄弟の話が中心になるのは、当然である。しかしそれ以外の会話でも、Aさんは、たばこ仲間、受診した病院の主治医や同室者というように、目に見える一対一の相手について話した。これは「アイデンティティは、基本

的に対人関係によって築かれる。特別な他者を喜ばせることを望む。社会意識の範囲は、目に見える関係を超えることはほとんどない」(Fowler, Streib and Keller［1986］2004：45) という第 3 段階目の特徴である。A さんの話題は、社会一般の話題に広がることはなかった。

(E)〈権威の所在〉：第 3 段階目【個人にとって価値のある集団と一致】

　A さんは、ホスピス主治医が「右側に肝臓があるんだけどそこが腫れてる」と処方した 25 ミリの薬を飲んで効いたと話した(Y+1 月 22 日 A4)。これは「他の人からもよいもの・優れているものと認められているものを、権威的な存在として受け入れる」(Fowler, Streib and Keller［1986］2004：49) という第 3 段階目の特徴である。

(F)〈世界を統一する形式〉：第 3 段階目【象徴を媒介とし包括的に捉える暗黙のシステム】

　Y+1 月 1 日に A さんは、ホスピス棟 1 階にある喫煙室で、一緒になる他患について話した。A さんは、余命について「後半年から 1 年って言われたって。ぼくは後数ヵ月って言われているから」(A5) と他患と話した。余命の長さは同じであったとしても、いつ余命宣告を受けたかによって、死が訪れる時期は異なる。たばこ仲間の他患は、A さんよりも数ヵ月前からホスピスにおり、A さんよりも病状が進んでいた。しかし A さんは、たばこ仲間と同じ時期に余命告知を受けたように語っていた。このような A さんの語り方は「グループや対人関係の中で、自分の価値や態度が『みんなと同じ』と思い込んでいる」(Fowler, Streib and Keller［1986］2004：53) という第 3 段階目の特徴にあてはまる。

(G)〈象徴機能〉：第 3 段階目【多元的象徴・象徴によって喚起される力】

　余命○年、○○ヵ月という月日は、いのちの長さをあらわす象徴である。A さんは、B 病院の主治医に聞いた「後数ヵ月」を自分の死期と考えていた。これは「信頼する権威やグループの使っている象徴を用いる」(Fowler, Streib and Keller［1986］2004：57) という第 3 段階の特徴である。A さんは「後数ヵ月」という言葉をその後も何度か用いた。

② 〔1 つ目の危機：たばこ仲間の死〕

Y+2 月 18 日　ベッドの背を上げて横になっている。テレビはついているが、真剣に見ている様子はない。表情は暗い。

Ch1：A さん、調子どうですか。

A1：うん。あの・・・隣の兄ちゃん亡くなったんですね。たばこ行った帰りに会ってね・・・だけどそんなに知り合いってわけじゃないから・・・次は俺ですね。たばこ仲間がいなくなってしまった。

Ch2：喫煙室でよく一緒になったんですよね。

A2：うん。悲しい。

Ch3：たばこ吸いながら話もしたって。どんな人だったんですか。

A3：真面目な人だったです。受け答えが 1 つとして同じじゃなくて D 県から出てきたって。「家族は」って聞いたら「別れちゃった」って。色々話したからなあ（ぼんやり宙を見る）。へへ。やんちゃした時の話とかもね。お互いよく似ているところもあって。今の人とぼくらの頃とやんちゃの種類が違います。同級生や後輩に悪いことはせんかった。カツアゲってのをね・・・されたら「どいつや」って 5 ～ 6 人で行ってました。番長がいて、そいつがわたしの家の隣で「A ちゃん俺が退院・・・いやだから卒業したら警察のお世話にならなきゃいけんから・・・だからよろしく」って。「よろしく」って言われてもね。

Ch4：A さんに？

A4：そう。参っちゃうでしょ。5 ～ 7 か月で出てきたので短かったですけどね。
　ぼくはね。E 市に出てきてからはね。まず就職面接で「家はどこ。事故とかしたことある」って聞かれて、「来週交通局に聞いてもらったらいいよ」って言ったら、「そこまで言うなら大丈夫」って。隠す人生もあるんですね。12 ～ 3 年間、E 市に来てから最初で最後の勤めでした。よくこんなぼくみたいに年とったものを雇ってくれたなと思いました。
　ああ・・・隣の人いなくなったんだな。Y 月 24 日入院した日に、たばこを吸う部屋で会って、向こうから声をかけてきたんです。「たばこ吸う人が誰もいない」って。色々話したからそれで、「D 県から来た」って。大変だったと思いますよ。Y 月 24 日に入院したんだけど、その人「ぼくも『後数か月』って言われた」って。そのことを家内に話したら「計算が合わないんじゃない」って。もういないんだなあ・・・仕方ないですよね。

Y+2月20日（主治医の記録より）

　回診時にホスピス主治医へ「血液検査してもらえますか。後どれくらいか知りたいんです。家内にずっと迷惑かけてるから」と。同席していた妻が「検査の結果を聞いてそれでどうするの？」「わたしのことを気にするのなら、病気が見つかった時にそう言ってほしかった」と言われる。Aさんが「もう血液検査もしない」「何も言わない」と言われた。

Aさんの感情と態度

　Aさんは、たばこ仲間だった他患の死亡退院の様子を偶然目撃した。その翌日Y+2月18日Aさんは、たばこ仲間について話した。Aさんの話は、たばこ仲間と自分の共通した生い立ちから、自分の再就職の時の話へと展開した。いつものような系統だった話し方ではなかった。

　Aさんは、たばこ仲間の死を実感できていないようだった。「いなくなった」と繰り返すことでAさんは、たばこ仲間がいなくなったことを自分に言い聞かせているようだった。

　Aさんは、たばこ仲間と同じ時期に同じように「後数ヵ月」と言われたと理解していた。Aさんは、たばこ仲間が亡くなったことで「次は俺ですね」（A1）と自分の死がすぐに訪れると考えていた。しかしAさんは、しっかりと歩き、痛みも強くなかった。Aさんは、訪れるはずの死を、体感できていなかったのだろう。Aさんから、不安と戸惑いが伝わってきた。その不安と戸惑いを解消するためだったのだろうか。Aさんは、翌日主治医に「後どれくらいか知りたい」と血液検査を依頼した。

信仰発達段階

　これ以降は、Aさんが亡くなったたばこ仲間について話した会話の中で、新たな特徴が見られる信仰機能だけを取り上げる。

（C）〈道徳判断の形式〉：第3段階目【個人間の期待と同調】

　Aさんは、いくつもの共通点からたばこ仲間と親しくなったと話した。このような他患との関係は「『自分たちと同じものの』グループを形成する」（Fowler, Streib and Keller［1986］2004：42）という第3段階目の特徴である。初対面の人に出会うと、同じ感覚や欲求をもつ「自分たち」かそうではないかを判断し「自分たち」であれば仲間となるのである。Aさんは、たばこ仲間

と間に共通点を見いだすことで「自分たち」と見なし、仲間意識を持っていた。

③〔2つ目の危機：薬の持参忘れ〕

Y+2月21日（看護記録より）

　昼食後内服後 A さんが看護師へ「後で痛み止め下さい」と言われる。看護師が「今おもちしましょうか」と言うが A さんは「一服した後くらいにしますんで」と言われる。

　14時過ぎにナースコールあり「もってくるって言った薬、どうなっているんですか。もういいです。飲みません」といい看護師に目も合わせず顔は窓のほうに向けている。

　その後看護師が準備してもって行き、謝罪するが「もういいです。飲みませんって言ったでしょ。わたし、テレビ見て寝ますから、出て行って仕事してくればいいですよ。そこにいても薬は飲みません。もう出て行って下さい。出ないならナースコール押して誰か呼びますから。誰が来たって薬はいらないです。寝られないからもう行って下さい」と言われる。

Y+2月22日（主治医の記録より）

　ホスピス主治医へ「薬は飲みません。（みなさんがぼくに）薬を配るのをずっと忘れていると思って下さい。具合は悪いです。たばこに行った後に倒れそうになりました」と言われ、拒薬はつづく。

Y+2月26日　ベッドをギャッジアップして過ごしている。

Ch1：A さん、いかがですか。

A1：薄いの着てたのが今日は厚いのに着替えました。まあね。お薬を 5U ミリグラムにしていただいて、F さん（担当看護師）や先生に言わすと常用性はないそうですから。だから 1 日 3 回まで飲んでいます。痛みは色々あるんです。内側からちくちく刺す痛み。しくしくする痛み。どーんとなる痛みがあって、ちくちくするのは息を止めたりすると治るんですけど、どーんとなる痛みが一番辛いです。右向いても左向いてもだめで。

Ch2：身のおきどころのないような。

A2：ええ。お恥ずかしい話ですがね。薬拒否した時に 30 ～ 40 分しか眠れな

くて。痛みがどうしようもなくて、全然寝てなかったんです。それでもうね。意地は張ったらいかんと思いました。負けました。Fさんに説得されて「何意地を張ってるの」って。「意地を張っても損するのはぼくだから」って。「わたしたちは薬飲んでも痛くないんだから痛くなるのはぼくだから」って。「限られた大切な時間を苦しんでいるAさんを見ているのが辛い」って。うちのやつにね「何でここに世話になったのか考えてみろ」って。「痛みをとってもらって、楽な時には、たばこ吸いに行ってもいいんだし、テレビ見て好きにしていいんだから」って。それでね「ぼくがここにいるから仕事に行けるんだから」って。「土日はここに来るから」って。そしてFさんにもこんこんと説得されてね。「意地はね、飲み込もう」って言われてね。

Ch3：そうでしたか「意地は飲み込もう」って。

A3：ええ。もともと負けず嫌いなんです。先輩とか後輩とかいてね。大きな会社だから、1年で新車が8台くらい入ってくるんだけど「あいつが新しいのもらったから次は俺のだ」って。そのために意地で気合い入れてやるんです。がんばって無事故、無違反でやってきました。

Ch4：1回もないんですか。

A4：だって俺らの時は、年1回免許見せるんです。そしたら何か事故があったらすぐに裏見たら赤い判子で30日って押してあって。そしたら次は雇ってもらえませんからね。だから気合い入れてやってました。

　二種ってのはね。兄貴がタクシーの運転手してて「それなら俺は兄貴の持ってない大型二種に」って。21歳の時試験場でね。当時はね、まだすぐにその場で発行されないので1週間後に兄貴のタクシーに乗って警察署の交通課に行って「ほれ」って見せました。

Aさんの感情と態度

　たばこ仲間の死から5日後の午後、看護師に依頼した薬が来なかった。それから2日間Aさんは薬を飲まなかった。その時Aさんは、看護師に薬を忘れた理由や看護の管理体制について追及するのではなく、頑なに「飲みません」と薬を断った。Aさんの態度には、怒りと悲しみの織り交ざったものを感じた。

　服薬再開から3日後、Aさんと話をした。Aさんは叱責された子どもが言い訳をするように照れくさそうに経過を話した。Aさんは、拒薬したことの原因が解決し落ち着いたためか、いつものように系統だった話し方をしていた。

信仰発達段階

　Y+2月21日薬を持参するのを忘れた看護師へのAさんの態度、服薬開始から3日後に、Aさんを訪れた時のAさんの態度を次のように評価した。

（C）〈道徳判断の形式〉：第3段階目【個人間の期待と同調】

　Aさんは「（みなさんが）薬を配るのをずっと忘れていると思って下さい」と看護師に怒った。Aさんの怒りの原因は、その日担当した看護師との間で交わした約束が守られなかったことにあった。約束とは、対人関係で忠誠を保つために必要なものである。Aさんの道徳判断は「対人関係を保つことやグループ内での協調性・調和を基準とする。それはグループでの忠誠や誠実さや調和を意味する」（Fowler, Streib and Keller［1986］2004：42）という第3段階目の特徴に一致する。

　依頼した薬の持参が遅れることは、起こってはならないことである。しかし限られた人数で看護にあたるため、このような遅れが全くないわけではない。それに対し患者から苦情が出ることもある。その苦情が、たとえば「いつまで待たせるんだ。昼の忙しい時間ならちゃんと申し送っておくのがプロだろ」というように管理体制についてであると、社会組織の規範を基準に苦情をあらわすため、その人の道徳判断は、第4段階目に位置することになる（Fowler, Streib and Keller［1986］2004：43）。しかしAさんの場合は、グループ内、つまりホスピススタッフとの信頼関係が保たれなかったことへの苦情だった。

（F）〈世界を統一する形式〉：第3段階目【象徴を媒介とし包括的に捉える暗黙のシステム】

　服薬再開から3日後Aさんは、服薬再開するまでの経過を語った。その中で負けず嫌いの性格を説明するために、バスの運転手時代について回顧した。Aさんは、交通ルールを守り、無事故・無違反であることが、運転手として重要であると話した。ただAさんは、無事故・無違反であることの動機を「同僚より早く新車に乗るためだ」と話した。この動機は、バス会社の同僚との間にある暗黙の了解であっただろう。このようなAさんの捉え方は「習慣的な価値や態度に同調している。それは事実を批判的体系によって見ているわけではない」（Fowler, Streib and Keller［1986］2004：53）という第3段階目の特徴である。

回心の過程

　Aさんは、担当看護師に「意地は、飲み込もう」と説得されたと語った。そして自分が負けず嫌いであると明かした。負けず嫌いのエピソードとして、観光バス運転手時代について語った。Aさんは、同僚より早く新車を運転するために、無事故・無違反で運転したと言った。一方で、事故を起こせば解雇になる話は、運転手にとって、事故・違反が死活問題であることを物語っていた。

　この語りは無事故・無違反の重大さを示すのと同時に、Aさんの権威あるものに従う態度を想起させた。権威に従うことは、運転手として重要なものであろう。バスの運転手は、多くの客を乗せて安全に目的地へ向かわなければならない。安全運転するために運転手は交通ルールという権威に従わねばならない。なぜなら従わずに事故を起こせば、職はもちろん、多くのいのちを失うかもしれないからである。

　また治療において主治医は、診断し治療方針を示す権威である。元バス運転手のAさんは、権威ある主治医の指示を治療経過のルールとし、それに従って良くなるという目的地へ向かおうとしていた。

　Aさんにとって「ルール」は、運転手として生き抜くための〈力のイメージ〉であり、「ルール（権威）に従う」ことは、大切な〈価値の中心〉である。そして「安全に目的地へ到達すること」は、Aさんの経験を意味づける〈主な物語〉である。

④〔幼児期の「放ったらかし」の思い〕

Y+3月2日　臥床しているが、ゆっくり起き上がって話しはじめる。

A1：ポンポン船って知ってますか？

Ch1：樟脳をつける？

A2：そうそう。子どもの頃にわたしはポンポン船でよく遊びました。樟脳を後ろにつけてそれに火をつけるとポンポンって進むやつ。それがね。友だちが、鉄の玉をもっていて船に投げつけるんです。それでみんな割れちゃう。あれには参った。だけど楽しかったな。

Ch2：自分たちでいろんな遊びを見つけて遊んだんですね。

A3：ぼくらの頃は子どもが多かったですからね。兄貴は戦争中に生まれてね。

それから戦後父親が帰ってきたのが2年遅かったから。ちょっとお偉いさんで収容されていたからね。その間、兄は1人だったわけです。その間、母親やおじいちゃんおばあちゃんにかわいがられたみたいです。父が戻るまでに何かあったらいかんってね。それで父は帰って来るのが2年遅くって、ぼくが生まれて。その後に妹、弟といてね。だからぼくらは放ったらかし（口を尖らせて）。

Ch3：子どもたちだけで遊んた。

A4：うん。近所の子はみんな2～3年上の先輩の後ろについていろんなことしました。みんな遊びを教わって、家のすぐ前にお稲荷さんがあってそこに池があってね、そこが遊び場。ポンポン船もね。そこで浮かべて遊びました。

Aさんの感情と態度

　Aさんの痛みは、定期薬50ミリグラムを1日3回服薬することで自制内に治まっていた。Aさんの生活は大きく変わることなく、筆者と座って話をすることもできた。

　ポンポン船について語るAさんは、懐かしそうにやわらかい口調だった。しかし兄弟の話になると急に口調が硬くなった。「だからぼくらは放ったらかし」（A3）という時の表情から、怒り・悲しみ・むなしさを感じた。筆者はY+2月21日にAさんが看護師に「飲みません」と薬を断った様子を思い出した。

信仰発達段階

　Aさんが子ども時代を回顧した様子から見られる信仰機能を、以下のように評価した。

(F)〈世界を統一する形式〉：第3段階目【象徴を媒介とし包括的に捉える暗黙のシステム】

　Aさんの昔話に登場するのは、両親と祖父母、兄弟、近所の仲間である。これは「個人や対人関係の中でどうあるべきなのかという世界観」（Fowler, Streib and Keller［1986］2004：53）という第3段階目の特徴である。

(G)〈象徴機能〉：第3段階目【多元的象徴・象徴によって喚起される力】

　ポンポン船は、Aさんにとって仲間との楽しい思い出であり、すでに芽生

えていた A さんの競争心のようなものを象徴していると感じた。これは「象徴は、理念や概念をあらわすというよりも、感覚や感情をあらわしている」（Fowler, Streib and Keller［1986］2004：57）という第3段階の特徴にあてはまる。

⑤〔〈主な物語〉：「目的地に到着する」「助けあって旅する」〕
Y+3月11日　ベッドに胡坐をかいてテレビを見ている。
A1：今、相撲見ています。起きとかないと夜眠れないんです。仕事した時も5時まで起きてたことがあってね。だけど昼ね、起きてるままなんです。1時間寝たらその後ずっと起きててねえ。仕事してるとやっぱり1時までとか次の日の1時とかってあったからね。
Ch1：1時まで？
A2：でもやっぱりこの仕事（バスの運転手）が好きだからね。
Ch2：どんなところがいいですか。
A3：そうだね。運転が好きだし、新しいところに行けるから。行ったことないところに行く時、予定表をもらうとね。地図見合わせたりしてね。頭の中にたたき込んだら、次の日そのとおりになると最高。
Ch3：そのとおりに。さすが運転手さん。
A4：それがね、佐渡に行った時なんかさあ。佐渡は、たらいの舟あるでしょ。お客さんはそれに乗るんだけど、ぼくらはバスの中にいて休んでる。さすがに「運転手さん乗りますか」って竿をわたされた時には運転のこと考えてやらなかった。佐渡銀山にも行ったりしてね。その時は一番後ろについて歩いたりしたよ。
Ch4：運転手さんが怪我したら、帰れませんもんね。
A5：うん。だけどね、こんなこともあったよ。やっぱりガイドさんとはペアだからね。一度ね、静岡の桜えびを食べた後、あたったみたいで「ちょっと」って言われてね。それで「『次トイレに行きたい人』って聞いてみな」って言って。そしたら1人くらいはいるんでね。それで彼女、駐車場に着いたらお客さん放ったらかしで行ってたよ。ははは。やっぱりペアは大事でね。ぼくなんかも、ほとんど一瞬だけど目を閉じちゃうことがあって。そしたら左側を膝でぽんと当てられてね。そんなこともありました。

Aさんは、昼夜逆転気味でぼんやりしているが、話しているうちに笑い声も出るようになり、活気が戻った。

Aさんの感情と態度

Y+3月11日　Aさんは、バスの運転手時代の話を明るくした。Aさんの話は、バスの車中や旅先の場面が思い描けるほどの臨場感だった。

信仰発達段階

Aさんのバスの運転手時代の話に見られる信仰機能の特徴を、以下のように評価した。

(B)〈社会視点の取得〉：第3段階目【相互的視点取得】

Aさんは、お客さんにたらい舟の竿をわたされた話（A4）をした。Aさんは、「お客さん」を自分の運転するバスに同乗したたくさんの乗客として一般化して話した。またお腹を痛めたバスガイドの話（A5）についても、一緒に働いたバスガイドにしばしばあることとして話した。これは「この段階にある人は、他者を、自分の属する社会の人間関係において自分に影響のある『一般的な人々』として見ている」（Fowler, Streib and Keller［1986］2004：38）という第3段階目の特徴と一致する。

(C)〈道徳判断の形式〉：第3段階目【個人間の期待と同調】

Aさんはバスの運転手として予定表と地図を把握したり、安全運行を考えて誘われた舟にも乗らなかったという話をした。このようなAさんの運転手としての態度は、「特別な他者の期待や、役割責任を果たすことを重視する」（Fowler, Streib and Keller［1986］2004：42）という第3段階目の特徴である。

回心の過程

Aさんは、バス運転手時代のエピソードを2つ語った。

1つ目は、予定表と地図どおりに運転することだった。予定表と地図つまり、ルートは、無事故・無違反と同じように「安全に目的地に到着する」ための〈力のイメージ〉であり、ルートどおりに運転することは〈価値の中心〉であると理解した。

ルートどおりに運転することは、治療経過を語るAさんの系統だった語り

方につうじると思った。A さんが、時間や場所を正確に語るのは、予定表と地図を頭にたたき込んで運転してきたからだと思った。

　もう1つは、ガイドさんについてであった。ペアは、運転手とガイドが、安全に旅するために助けあうパートナーであることをあらわしていた。A さんは、旅の出来事についても語った。A さんの話は、佐渡のたらい舟や静岡の桜えびの場面を思い描けるほどの臨場感だった。またガイドさんがお腹を痛めたり自分が居眠りしそうになった話は、運転手とガイドならではの息ぴったりのやりとりであった。「ガイドさんと助けあって旅する」ことも、A さんがバス運転手として培った〈主な物語〉であると理解した。

⑥〔「目的地に到着する」物語から「助けあって旅をする」物語へ〕

Y+3 月 17 日　ベッドをギャッジアップして過ごしている。表情は冴えず。

A1：（筆者に向かって）いろんな相談してくれるんですか。退院の相談も。そろそろ 3 か月になったからどうなのかなと思って。

Ch1：転院のこと、ご心配ですか。

A2：ええ。ただここはすぐにどうこうってわけじゃないんですよね。

Ch2：Y+3 月で出て行ってくれって言われることはないと思うけれど、何か心配なことがありますか。

A3：B 病院にも長いこといたんです。結核で。（気管を）切って。その後 5 か月入院していました。その 1 年後でした・・・この病気が見つかったのが。3 〜 4 日検査入院するからって言われて入った日で「A さんこれは疑いようのないがんです」って言われて。それから抗がん剤です。それでもう自分で覚えてないくらいでしたねえ。それくらい辛かった。すぐ辞めて薬でしたけれどね。

Y+5 月 2 日　ベッドをギャッジアップして過ごしている。

Ch1：A さんどうですか。

A1：実家に帰ってから、そう・・・4 か月過ぎました。F さんや先生が言っていましたが、気持ちのもちようですね。

Ch2：確かに気の持ちようってありますね。目標みたいな。

A2：うん。やっぱり実家に行くとかってあるとね、違いますね。テレビ見てもね、違って見れるんです。鬼平（犯科帳）やってるでしょ。それも今はね、

あんまり面白くありません。

　だけど家内が今日来るって分かってるでしょ。そしたら4時から目が覚めて、5時にもうね、たばこに。10時って分かってたから。（家内は）15分くらいに着いたんですが。着いたのが音で分かるんです。下のロビーまで降りてね。
Ch3：奥さんがいらっしゃる日は気持ちが違いますね。

Y+5月10日　この日は、月に1回美容師のボランティアが来院する日だった。棟内1階にあるヘアサロンでヘアカット後、近くのロビーのソファーに座っている。
Ch1：すっきりしましたね。
A1：（頭をなぜながら）ぼうずにしてって言ったら笑われちゃいました。本当にありがたいですよ。外まで行ったら待たなきゃ行けないし、車椅子で来たら何で障害者の人がって思われますからね。本当にいいところです。

　（くやしそうに）病院回されるのは嫌ですよ。だってね。呼吸器から末梢神経、そしてがんでしょ。血液検査してそれで分かったんです。だってね、分かってそれで逆戻りですよ。

　だけどここの看護師さんはね、ほんとに違います。これ（湯たんぽ）足元に4つあったんです。（冷えた湯たんぽを）引っ張ると起きるでしょ。だから足元に置いてあって。これで温まっていると歩く時も違うんですよ。楽です。こういうことが（気持ちにも）関係してきちゃいます。

Y+6月30日　妻が椅子に座っている。Aさんは臥床し、しっかり開眼して話をする。
A1：昨日、風呂の日だったんですけれど、家内が来れなくて。今日、看護師さんがたばこに連れて行ってくれた時に「お風呂は入れなかったけれど今日なら入れるよ」って。
（妻は）「今日は来れない」って言ってたから。でも来てくれたので。
Ch1：それはよかった。
A2：痛みが右脇と腰がねえ。それでなかなかすっきりしないけれど、お風呂のこととか、今日来てくれてパジャマを今薄いですけれど、厚手のものを持ってきてくれるって言うので。そういうこととか、楽しみにしています。
Ch2：そういうことが気持ちにも影響しますよね。
A3：そうなんですよね。ありがとね。

Y+9 月 18 日（看護記録より）

死去。妻は呼吸停止後連絡を受けて来棟。妻は A さんに寄り添い「よくがんばったね」と涙される。

A さんの感情と態度

Y+3 月 17 日 A さんは、退院について質問した。「心配ですか」と聞くと、A さんは治療経過を順番にたどりながら簡潔に話し、抗がん剤で覚えていないくらい辛かったと言い、話を終えた。

Y+5 月以降は、体力がずいぶん衰え、ベッドで過ごすことが増えた。そのためだろう。A さんは、美容師のボランティアや看護師が、自分の体力や安楽を気づかってくれることを感謝する言葉が増えた。

信仰発達段階

A さんのホスピスの環境やスタッフについて話す言葉づかいや態度から A さんの信仰発達段階を以下のように評価した。

(D)〈社会的意識の境界〉：第 3 段階目【個人的に関係する集団】

A さんの話題は、ホスピスでいかに穏やかに気持ちよく過ごせているかについてであった。これは「グループの視点や考え方によってものごとを見ている」(Fowler, Streib and Keller［1986］2004：46) という第 3 段階目の特徴である。A さんが話す入院生活は、まさにホスピススタッフが目指すホスピスケアそのものであった。A さんの話は、3 ヶ月以上ホスピスで過ごしていた A さんが、ホスピススタッフの視点と同じように入院生活を見ていることを示していた。

(E)〈権威の所在〉：第 3 段階目【個人にとって価値のある集団と一致】

A さんは、B 病院での経験から、治療以外の話をする筆者を医療相談員と思っていた。このような A さんの考え方は「社会や組織の中で認められた様相を信頼し、それによって判断する」(Fowler, Streib and Keller［1986］2004：49) という第 3 段階目の特徴である。

回心の過程

ホスピスには、ボランティアで美容師が、月に一度来院し、施設内でカット

してくれる。Aさんも利用していた。Aさんは、この頃、体力がずいぶん衰えていた。そのためだろう。看護師やボランティアが、自分の体力や安楽を気づかってくれることを「本当にありがたいですよ」「こういうことが関係してきちゃいます」（Y+5月10日A1）と語った。Aさんが、気づかいについて語るのを聞き、Y+3月11日のガイドさんについてのエピソード（A5）を思い出した。Aさんは、ホスピスでの生活を「助けあって旅する」ことと意味づけていると理解した。Aさんにとって看護師やボランティアは、助け合って旅するガイドとなった。

　Aさんにとって最も信頼するガイドは、妻であった。Y+5月2日にAさんは「家内が今日来るって分かってるでしょ。そしたら4時から目が覚めて」（A2）と語った。妻は、仕事があり毎日面会に来ることはできなかった。Aさんは、妻が来る日を楽しみにしていた。ある夕方、一階の喫煙室そばの通用口の窓から外をじっと見ているAさんを見かけた。そこからホスピス専用の駐車場が見える。Aさんは妻が車で帰宅するのをじっと見送っていた。

3　考察

〈考察1〉信仰機能の発達

　Aさんの信仰機能発達を次のように評価した。Aさんは、系統だった一貫性のある語り方であることから、〈論理の形式〉が第4段階目【形式的（二分法的）操作期】と評価した。一方でAさんは、顔の見える関係の中でものごとを捉え意味づけている。したがってそれ以外の信仰機能は第3段階目と評価した。

　Aさんは、ホスピス入院から徐々に自分の病状進行や衰弱を経験し、死が近づいていることを意識した。死にゆく経験は、Aさんの信仰機能の発達を入院直後と大きく変えることはなかったと評価した。

　ファウラーは、第3段階目の時期を、12歳から成人と定めているが、Aさんは、60歳代であった。しかしそれは、Aさんが成熟していないということではないと考える。むしろ文化・社会的背景の違いが、大きいと考える。信仰発達理論は、アメリカ人への調査をもとにつくられた。そのため、アメリカ社会の、たとえば個人主義的で独立を重んじる社会的な視点や対人関係が基準となる。協調性や同調を重んじる日本人は、中年期に入っても、第3段階目に属

し続けるのではないかと考えられる。本研究の主眼は、信仰発達理論の牧会ケア・スピリチュアルケアへの応用であるため、日本文化における援用については、今後の課題としたい。

〈考察2〉 回心の過程

次にAさんの回心の過程、つまり〈価値の中心〉〈力のイメージ〉〈主な物語〉の変化について考察する。

Aさんの〈価値の中心〉は、新たな〈価値の中心〉へと再構築された。その転換点は、Aさんの未解決な苦しみが再燃したことによって起こった。本考察では、Aさんの未解決な苦しみが、どのように新たな〈価値の中心〉の再構築にかかわったのかについて明らかにする。

（1） 死の現実で意味をなさなった 〈価値の中心〉

Aさんの語る経験は、ジグゾーパズルのピースをはめるように、語りを一つひとつ聴くうちに〈主な物語〉として見えるようになった。Aさんの〈主な物語〉は「安全に目的地に到着する」ことであった。Aさんの〈主な物語〉を知ることで〈価値の中心〉〈力のイメージ〉も理解できるようになった。安全に到着するためにAさんは「ルール・ルート」という〈力のイメージ〉に

図6　Aさんの〈価値の中心〉〈力のイメージ〉〈主な物語〉

〈価値の中心〉〈力のイメージ〉
ルール・ルートに従う

〈主な物語〉
安全に目的地に到着する

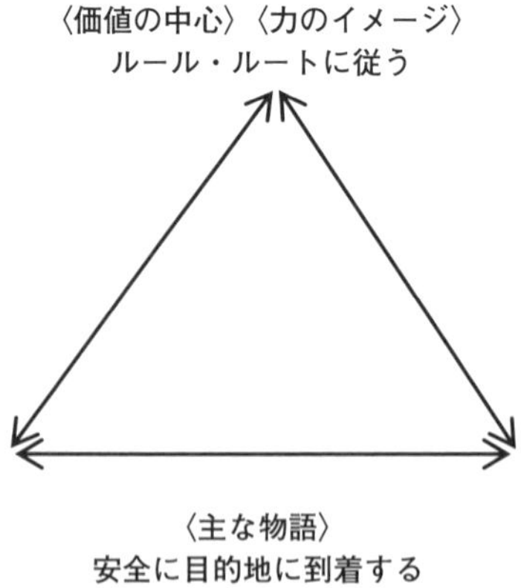

依拠し、「交通ルールに従う」「決められたルート通りに運行する」ことを〈価値の中心〉にして生きてきたのである（図6）。

　しかし必ずしも、Aさんの〈主な物語〉が分かったから〈価値の中心〉〈力のイメージ〉も見えてきたというわけではない。Aさんと最初に話をした時からAさんは礼儀正しい人で、話が脱線することがないという印象であった。主治医の指示に従うという態度もはじめからであった。Aさんの印象や態度は、Aさんの物語に先行して、Aさんの〈価値の中心〉〈力のイメージ〉を暗示していたことになる。Aさんの感情と態度は、Aさんの〈価値の中心〉〈力のイメージ〉〈価値の中心〉〈力のイメージ〉を理解するための大切な要素である。

　したがって筆者は、Aさんが礼儀正しくあることを大切にして生きていると了解しながら、Aさんがさまざまに語る物語をつなぎ合わせて〈主な物語〉「安全に目的地に到着する」を理解した。そして「安全に目的地に到着する」ためにAさんが、「ルール・ルート」〈力のイメージ〉に依拠し、「交通ルールに従う」「決められたルートに従う」という〈価値の中心〉によって生きていることを追認した。

**図7　〈価値の中心〉〈力のイメージ〉〈主な物語〉では
　　　捉えられなくなった状態**

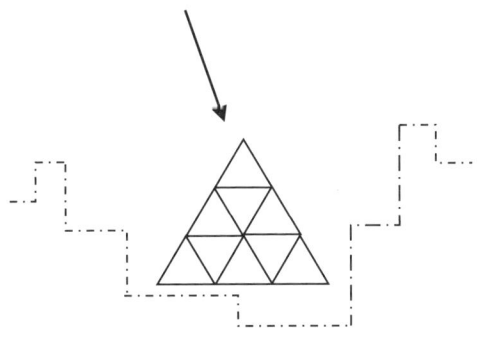

「ルール・ルートに従う」
〈価値の中心〉〈力のイメージ〉

安全に目的地に到着する
〈主な物語〉

〈価値の中心〉〈力のイメージ〉〈主な物語〉は「交通ルールに従えば安全に到着できる」という一つの価値体系を成す。〈価値の中心〉〈力のイメージ〉と〈主な物語〉は、カメラのファインダーとそこから覗いた景色のようなものである。

　Ａさんの〈価値の中心〉〈力のイメージ〉〈主な物語〉を知ることが、なぜ重要なのか。それは、Ａさんのなかなか理解しがたい言動を明らかにできるからである。

　たとえばＡさんが、たばこ仲間の死の2日後、なぜ突然、主治医に余命を再確認したのかということも、理解することができた。Ａさんとたばこ仲間は、同じ時期に死を迎えるはずだった。しかしＡさんだけが生き残った。そのことで死にゆく過程が、ルートどおり（Ｂ病院の主治医による余命宣告どおり）に行っていないのではないかとＡさんは思った。Ａさんは、いつ到着するのかをはっきりさせたかった。それでＡさんは「後どれくらいか知りたいんです」と主治医に迫った（Y+2月20日）。しかし死の瞬間は、誰にも予測できない。Ａさんにとって権威（ルール）である主治医も、はっきりいつかを示せない。死にゆく過程は、ルール・ルートに従えば安全に目的地に向えるという〈価値の中心〉〈力のイメージ〉〈主な物語〉を外れてしまった。

　誰しも自分の大切にしてきた価値観や、自分らしいと思ってきた生き方ができなくなるとどうだろう。「こんなになって情けない」「こんなことなら生きていても仕方ない」と思うのではないか。Ａさんもそうだったに違いない。Ａさんはそのようなタイミングに、薬を忘れられた。しかしその時なぜＡさんは、2日間拒薬するほど苦しんだのだろうか。

（2）〈価値の中心〉で意味づけできないことをきっかけに語った未解決な苦しみ

　Ａさんが、看護師や主治医に「もういいです」「ずっと忘れていると思って下さい」と話した様子は、怒りと悲しみとむなしさがあわさった頑ななものに感じられた。

　Ａさんは、自分の頑なさを「意地」と話した。そして意地っ張りで負けず嫌いのエピソードとして、バス運転手時代、兄弟葛藤について一気に語った。

　Ａさんは、薬を忘れられたことで不安・戸惑い・怒り・悲しみ・孤独・むなしさを感じた。感情というものは、普段記憶の奥にとどまっている経験を掘り起こす。これらの感情は、Ａさんに、バス運転手時代や兄弟葛藤を思い出

させ、語らせた。Ａさんは、子ども時代にさかのぼり、兄に比べ自分が「放ったらかしだった」と語った。筆者は「放ったらかし」と語るＡさんから、薬を忘れられた時と同じＡさんの心の揺れを感じた。これは臨床でしばしばあることだが、同じクライエントからいくつかのエピソードを聴くうちに、違うエピソードであっても同じような感情をその人から感じることがある。

　Ａさんの「放ったからし」にされた思いは、癒されていない苦しみに感じ

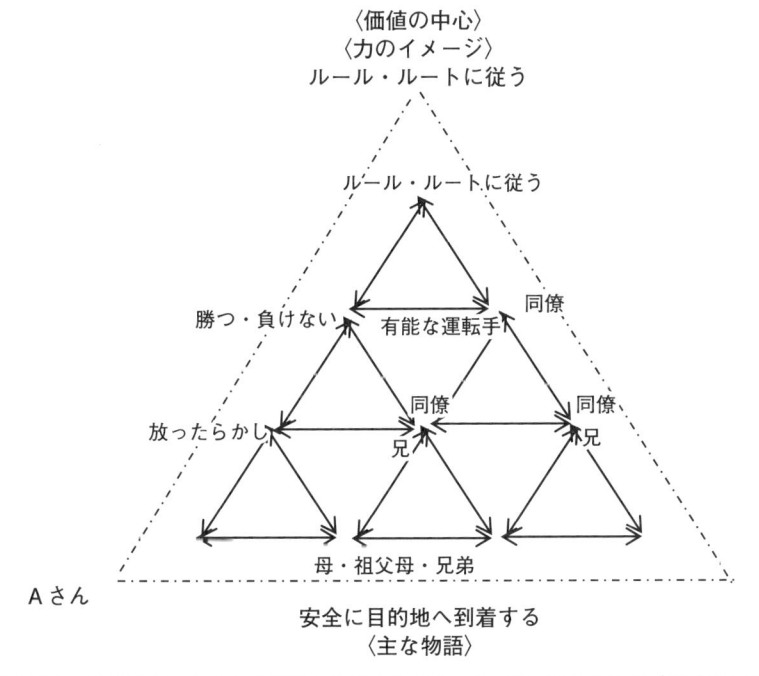

図8　Ａさんが「ルール・ルートに従う」
〈価値の中心〉〈力のイメージ〉を形成した過程

　小さな三角形の頂点は、Ａさんの語りから明らかになった、幼い頃から運転手時代までの〈価値の中心〉〈力のイメージ〉である。下から順に「放ったらかし」「勝つ・負けない」「有能な運転手」「ルール・ルートに従う」となる。右角はそれらを共有した他者が示してある。そして全体を囲む破線は、入院当初の〈価値の中心〉〈力のイメージ〉〈主な物語〉である。

　この図から、Ａさんが語った中で最初期のＡさんの〈価値の中心〉が「放ったらかし」であることが分かる。

られた。Aさんは、薬を忘れられたことで、幼い頃「放ったらかしにされた」怒りや悲しみやむなしさを再び味わい「死んでいく自分は、薬を忘れられるくらい放ったらかしにされても仕方ない存在」と感じたのだ。そう思うと、Aさんが2日間拒薬したほどに苦しんだことが腑に落ちた。そしてひとり苦しんだAさんを思い、心が傷んだ。

（3）〈価値の中心〉の形成過程を知るてがかりとなった未解決な苦しみ

　Aさんの「放ったらかし」だったという思いを聴いたことで、大型二種免許、無事故・無違反の話を思い出し、これらが1つにつながった。そのつながりは、次のようなものである。

　なぜAさんは、大型二種の免許を取ったのか。それはAさんが、大切にされた兄よりも自分には価値があると思えるように、兄に勝とうとしたからだった。この時Aさんは「勝つ」「負けない」ことを、自分の生きる原動力つまり〈力のイメージ〉としていた。

　バス運転手となったAさんは、同僚に負けないため「ルール・ルート」という新しい〈力のイメージ〉に依拠して業務にあたった。Aさんは、バスの運転手として「ルール・ルートに従う」という新しい〈価値の中心〉を培っていった（図7）。

　しかしAさんがバスの運転手として「ルール・ルートに従う」ことを〈価値の中心〉として固守したのは、ただ同僚に勝つためではない。勝とうとするのは「放ったらかし」にされた自分の否定的な〈価値の中心〉を構築し直すためである。そのためにAさんは、ルール・ルートに従って安全に目的地へ到着できる"有能な運転手"になろうとした。"有能な運転手"という存在価値は「放ったらかしの自分には何の価値もない」というむなしさに、生きる力を与える〈力のイメージ〉であったに違いない。

　Aさんは、こうして自分は、兄よりも同僚よりも有能な運転手だという存在価値を得た。そのことによってAさんは「放ったらかし」という否定的な〈価値の中心〉を苦しみとして感じないように対処した。

　しかし対処することは、苦しまないで済むように、意識を別に向けることである。それは、苦しみを癒すことではない。Aさんは死に直面した時、再び苦しみを味わうことになった。Aさんは、死が、医師の予後告知を目指して生活したとしても、そのとおりに訪れるわけではないと知った。このことはつ

まりＡさんが、死にゆくことを「ルール・ルートに従えば目的地に到着する」という〈価値の中心〉〈力のイメージ〉〈主な物語〉で意味づけできなくなったことをあらわす。Ａさんは死にゆくことを意味づけできなくなった直後に、Ａさんは、薬を忘れられてしまい「放ったらかし」という思いに苦しんだ。

　これは偶然のことだったのだろうか。

　Ａさんが「放ったらかし」という否定的な〈価値の中心〉を対処するために構築した〈価値の中心〉〈力のイメージ〉は、自分の存在を意味づけ、存在価値を支えるものであった。しかしその支えが意味をなさなくなると、再び「放ったらかし」という否定的な〈価値の中心〉が、未解決な苦しみとして再燃する。それだから「ルール・ルートに従う」という〈価値の中心〉〈力のイメージ〉が対処機能を失った時に、Ａさんは「放ったらかし」を未解決な苦しみを味わうことになった。これは、ファウラーが、論じていなかったことである。

　Ａさんは「放ったらかし」をという否定的な〈価値の中心〉が、未解決な苦しみとして再燃することによって「（みなさんがぼくに）薬を配るのをずっと忘れていると思って下さい」（Y+2月22日）という思いになったのだ。もし、薬をすぐに持ってきてもらえないのならば、ナースコールをして、もう一度依頼することもできる。しかしＡさんは、それをせず「死んでいく自分は、薬を忘れられるくらい放ったらかしにされてもしかたない存在」と感じた。

（4）否定的な〈価値の中心〉による未解決な苦しみがてがかりとなったかかわり

　否定的な〈価値の中心〉が出現することによって再燃した未解決な苦しみは、Ａさんが新たな〈価値の中心〉を見いだすてがかりとなった。

　まずわれわれスタッフは「放ったらかし」にされたＡさんの怒り・悲しみ・むなしさを思った。そしてそのようなＡさんのそばに寄り添い、Ａさんに大切な存在であることを伝えようと話し合った。それは、Ａさんが「放ったらかし」にされた無意味な自分を、意味あるものと受容する必要があると考えたからである。そのためには、Ａさんが、自分のいのちが大切にされていると実感できなければならない。われわれは、Ａさんに寄り添い・大切に思うことの必要を再確認した。実際どのように看護師やボランティアがＡさんにかかわったかは、ＡさんがY+5月10日に語ったとおりである。

　Ａさんは、身体が衰えながらも、看護師やボランティアの気づかいをあり

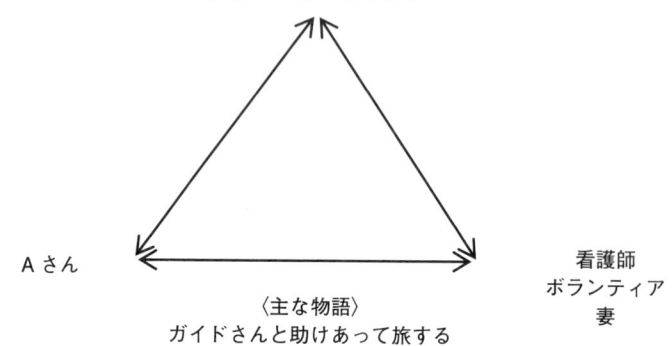

図9 Aさんの新たな〈価値の中心〉〈力のイメージ〉〈主な物語〉

がたいと感じながら過ごした。Aさんは、放ったからかしにされていると感じることなく、旅を続けた。

（5）新たな〈価値の中心〉による運転手としてのもう一つの物語

　Aさんは、Y+6月ごろから、過去を振り返ったり、予後数か月をどのようにすれば良いかを質問しなくなった。その日のスタッフの気づかいについて話し「ありがたい」と言った。気づかうのはスタッフだけではなかった。Aさんも「ありがとう」「こういうことが気持ちに関係する」と感謝や気づかいの言葉をスタッフに伝えていた。Aさんの言葉は、スタッフを励ました。

　Aさんの〈価値の中心〉は、ホスピススタッフのかかわりをとおして「大切にされ・生かされること」へと変化した。またAさんは、ホスピススタッフとの相互関係を「ガイドさんと助けあって旅をする」という〈主な物語〉として受けとめるようになったと考えられる（図8）。

〈考察3〉支援共同体としてのホスピスの役割

　ここでは、Aさんの回心の過程でホスピスが、どのような役割を話したのか。ホスピスが回心としての信仰発達を支援する共同体と成り得たのか。これらの点について考察する。

　ファウラーは、クライエントの回心の過程に伴う支援共同体は、イエス・キリストについて語ることのできる信仰共同体が最も適していると主張していた。

　ホスピスでは、神へ信頼し人々に忠実であり続けたイエス・キリストについて語られることはなかった。しかしながらホスピススタッフは、Aさんの〈価値の中心〉〈力のイメージ〉が新たに変化する過程に伴った。それは、拒薬したAさんの「死んでいく自分は、薬を忘れられるくらい放ったらかしにされても仕方ない存在」という苦しみが「大切にされ・生かされている」と感じられるまでに変化する過程であった。この過程に伴うスタッフは、信頼し続けるイエス・キリストの姿に重なった。

　イエス・キリストの姿にどのように重なったのか。具体的に次のようなことであった。まずケアカンファレンスでのことである。カンファレンスでは、Aさんの腹部の張り痛み、頑固な性格、喫煙を気分転換にしていること、たばこ仲間の死に遭遇したこと、妻へ心配をかけたくない思い、兄弟関係など、Aさんの全人的側面（身体・心理・社会・スピリチュアル）について、スタッフ間で共有された。

　ケアカンファレンスでわれわれは、Aさんが拒薬した過程についても話しあった。もちろんその話しあいには、薬の持参を忘れてしまった看護師やその後Aさんに薬をすすめても拒否された看護師もいた。看護師は、責任を感じると同時にAさんに辛い思いをさせた申し訳なさ、看護師として十分なことができない無力感を感じていた。

　しかし薬の持参を忘れたという出来事とは別に、なぜAさんが拒薬をしたのかというAさんの思いに焦点をあてることが大切であった。「放ったらかし」という否定的な〈価値の中心〉による未解決の苦しみが、薬を忘れられてしまったことを「死んでいく自分は、薬を忘れられるくらい放ったらかしにされても仕方ない存在」と思わせるほどAさんを傷つけたのだということである。そしてAさんが「（みなさんがぼくに）薬を配るのをずっと忘れていると思って下さい」（Y+2月22日）と言ったのは「放っておかれたくない」「気にして欲しい」という思いの裏返しである。われわれにできることは、Aさんが拒絶したとしてもAさんを「大切に思っている」と伝え続けることであると話し合った。「大切に思っている」と伝え続ける姿こそイエス・キリストが、人々に裏切られても忠実であり続けた姿である。

　ケアカンファレンスを経てスタッフは、Aさんが、そばにいてもらいたい

と思っていると理解した。スタッフはＡさんを「ひとりにしない（ひとりぼっちと感じないように）」ということも心がけた。そしてＡさんには、それを言葉であらわすよりも、態度であらわすことほうが伝わりやすいと理解した[2]。それゆえに看護師は、足底を温める湯たんぽの使い方にまで配慮したのである。

　こうしてホスピススタッフは、Ａさんの拒薬後も変わらない態度でＡさんにかかわり続けた。このようなスタッフのかかわりは「死んでいく自分は、放ったらかしにされてもしかたない」というＡさんの苦しみを「死んでいく自分だけれど、それでもなお生かされている・大切にされている」と信じられるように癒し、回復した。

　このようなホスピススタッフの態度は、病人に手を当てて祈るイエス・キリストのありようにもつながる。イエスは、病人の病だけでなく、病気によって疎外され傷ついた心を信頼へと回復させた[3]。スタッフのかかわりも、Ａさんの腹部の張り痛みだけでなく、Ａさんの抱えてきた「放ったらかし」の否定的な〈価値の中心〉による未解決な苦しみを「それでもなお生かされ・大切にされている」と信じられるように回復させた。Ａさんが信仰回復するための支援は、一人のスタッフによって行ったのではなかった。チーム間で話しあい、協働することによって行われた。

　なぜイエス・キリストについて語ることのなかったホスピススタッフが、ファウラーの言う支援共同体となりえたのだろうか。

　「生かすこと」「大切にすること」は、Ａさんだけに向けられたものではない。あらゆる患者に向けられてきた、ホスピスケアの基本姿勢である。またそれは、ホスピス病棟が開設以来大切にしてきた信念でもある。その信念は、次のような言葉によって語られている。

　　　人の心を大切にしよう、人が悲しみや苦痛の中にある時、できるだけそれに寄り添おう、という思いの中で生きていく時、そこには人と人のコミュニケーションが生まれ、小さな平和が芽生えると思います。このホスピスがそのような平和を大切にし、静かな時が流れていく場所になれるように努力して参ります。（川原 2007：153）

　スタッフは、この信念の文言どおり伝え聞いてきたわけではなかった。しかしわれわれは、ケアカンファレンスで「自分は放っておかれている」と感じて

図10　ホスピスで語り継がれてきた〈主な物語〉

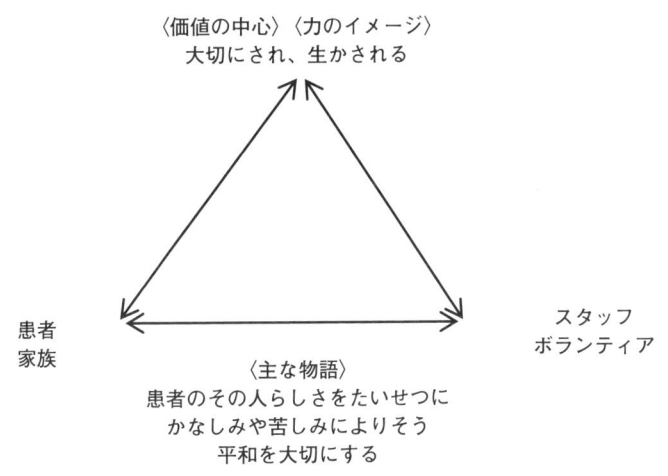

〈価値の中心〉〈力のイメージ〉
大切にされ、生かされる

患者
家族

スタッフ
ボランティア

〈主な物語〉
患者のその人らしさをたいせつに
かなしみや苦しみによりそう
平和を大切にする

きたAさんに「大切にする」「ひとりにしない」と伝え続けようと話しあった。われわれはAさんのケアについて話しあう中で「人の心を大切にする」「かなしみや苦しみに寄り添う」「平和を大切にする」という信念を共有していたのである。この信念が、Aさんに限らず新たな患者を迎えるたびに、その人がどのような人かを理解し、どのように支えていくかを話しあう中で、自然とホスピスの〈主な物語〉として語り継がれてきた。エピソードやケア内容は、患者ごとに違う。しかし〈主な物語〉の本質は、変わることはなかった。

　われわれが語り継いできた〈主な物語〉は、次のように語り直すことができる。

　患者のその人らしさを大切にする。そして寄り添うことでその人の怒りや恐怖の背後にある深い悲しみや苦しみを受けとめる。そのことによって「自分なんて生きていても意味がない」「どうせもう死ぬんだから」と訴える患者のいのちを最期まで大切にする。そうすることであらゆるいのちを大切にするという平和につながる（図9）。

　ホスピスの〈主な物語〉は、ニーバーの徹底的唯一神主義信仰を援用してファウラーの示した「あらゆる人を愛し生かす関係に参与する」〈普遍化する信仰〉に一致すると考える。それまで兄や同僚に負けないように「ルール・ルートに

従って」安全運転をしてきた A さんが、「あらゆるいのちを大切にする」とい
う〈主な物語〉を持つホスピススタッフに支えられ大切にされることによって、
日々の生活を「ガイドさんと助け合って旅をする」というあり方に変えられた。
こうして A さんは、ホスピス共同体の中で〈普遍化する信仰〉へ近づくこと
ができたのである。

むすび

　本章では、ホスピスに入院した A さんの会話と経過をファウラーの信仰発
達理論の牧会ケア的アプローチによって解釈することで、その有用性を検証し
た。
　第1に、ファウラーの示した回心の過程をあらわす〈価値の中心〉〈力のイメー
ジ〉〈主な物語〉は、A さんが入院生活の中で回心する過程を理解するために
有用であった。まず A さんが繰り返し治療経過を語るのを聴くことによって、
A さんが「安全に目的地に到着する」という〈主な物語〉を生きてきたこと
が明らかになった。さらに「安全に目的地に到着する」べき A さんの〈価値
の中心〉〈力のイメージ〉が「ルール・ルートに従う」であることを知ること
にもなった。しかしたばこ仲間の死に直面した A さんは、いつ訪れるか分か
らない死を「ルール・ルートに従えば安全に目的地に到着する」という〈価値
の中心〉〈力のイメージ〉〈主な物語〉で意味づけできなくなった。その直後
A さんは、依頼した薬の持参を忘れられ、その後2日間拒薬した。A さんの
拒薬は、子どもの頃、大切にされた兄に比べ自分が「放ったらかしだった」と
いう否定的な〈価値の中心〉が出現することで、未解決な苦しみが再燃したこ
とによるものだった。
　「放ったらかし」という否定的な〈価値の中心〉の出現による未解決な苦し
みが明らかになることで、A さんが「ルール・ルートに従う」ことを〈価値
の中心〉〈力のイメージ〉にするようになった過程が明らかとなった。それは
A さんが「放ったらかし」の自分に価値があると思えるように、兄より大き
なバスを運転し運転手として他の運転手に勝つためであった。
　また「放ったらかし」という否定的な〈価値の中心〉による苦しみは、A
さんをひとりにせず大切に思っていることを伝える必要を、スタッフに示した。

スタッフのかかわりによって、Aさんの〈価値の中心〉は「大切にされ・生かされること」へと変化した。スタッフもAさんの気づかいに励まされながらAさんを支えつづけた。Aさんの〈主な物語〉は「ガイドさん（ホスピススタッフ）と助けあって旅をする」というものに変わっていったと思われる。

　ホスピス共同体は、ファウラーが適していると論じた、イエス・キリストについて語る信仰共同体ではない。しかしながらホスピススタッフは、「死んでいく自分は、薬を忘れられるくらい放ったらかしにされても仕方ない存在」と苦しむAさんを「大切にする」「ひとりにしない」と伝え続けようと話しあった。スタッフは、イエスと同じように、Aさんに忠実であろうとし、Aさんの疾患だけでなくAさんの抱えてきた「放ったらかし」の未解決な苦しみを癒そうとした。そのかかわりよってAさんは「それでもなお生かされ・大切にされている」と信じられるようになった。

　「生かすこと」「大切にすること」は、Aさんに対する特別なケアではない。ホスピスケアの基本であり、愛知国際病院ホスピス病棟が開設以来大切にしてきた信念である。ホスピスでは、Aさんに限らず新たな患者を迎えるたびに、その患者を支援するための話し合いで、その信念を語り継いできた。その信念は、イエス・キリストが、裏切りや死の危機にあっても「父よ」と神を呼び求め、その神が「死を望んでおられるのではなく愛し生かす方である」ことを人々に示し続けたものである。「生かすこと」「大切にすること」は、患者が「あらゆるものを愛し生かす」根源的価値に信頼し「それでもなお生かされ・大切にされている」と信じることの支援、つまり〈普遍化する信仰〉に近づく支援となる。したがって〈普遍化する信仰〉に近づくための支援は、特定の宗教が用いられない日本のスピリチュアルケアとって意義がある。

注

[1] 7側面についての第1段階目から第6段階目までの段階名は、本書：128-129 を参照。

[2] ケアカンファレンスを行った時点で、Aさんの信仰発達段階を分析していたわけではなかった。分析後、Aさんのニードが、関係性・共同体の中で自己存在の意味を感じるという第3段階目「合成的・習慣的信仰」の特徴と一致することが分かった。

[3] たとえばマコ 10：46-52。

結語

　ここまで本研究は、日本のホスピス・緩和ケアでなされるスピリチュアルケアにとって、信仰が不可欠であることを、ジェームス・W・ファウラーの信仰発達理論によって明らかにしてきた。

　ファウラーは、信仰を「すべての人のもつ特質である」と定義していた。そしてファウラーは、信仰発達理論を、H・リチャード・ニーバーの徹底的唯一神主義信仰にもとづいた〈普遍化する信仰〉に近づくこと理解していた。〈普遍化する信仰〉とは、あらゆるものを愛し・生かす根源的存在を信じることであり、あらゆるものが愛し・生かしあえるように自らが参与するあり方のことである。そしてファウラーにとって、クライエントが〈普遍化する信仰〉に近づくように支援することが、スピリチュアルケアであった。そのことによって、これまで構造発達理論と理解されてきたファウラーの信仰発達理論は、スピリチュアルケアの方法論でもあることが新たに示された。

　まず第1章では、日本・欧米におけるファウラーの信仰発達理論にかんする神学的・心理的研究を概観した。諸研究は、彼の信仰発達理論が信仰の機能・構造を重視し、信仰の内容を見過ごしていることを批判していた。とくにそれらの研究の中には、ニーバーが徹底的唯一神主義信仰で論じた「イエス・キリストのあがないの業による不信から信頼への回復」をファウラーが十分論じきれていないことを批判していた。さらにニーバーの信仰論を援用してファウラーが論じた信頼関係による信仰概念（三項関係・究極的環境）については、いくつもの構造を含んだ不明瞭な枠組みであるという指摘もされていた。そこで本研究は、ファウラーのニーバー研究にさかのぼり、信仰発達理論をあらわすために、ファウラーがニーバーの信仰論をどのように理解したかを明らかにする必要を示した。

　第2章では、ファウラーの思想と信仰発達理論の形成について概観した。それによって彼が最初に従事した研究が、ニーバーの信仰論についてであることを明らかにした。ファウラーは、そこですでにニーバーの徹底的唯一神主義信仰をもとに「さまざまな存在のもつ多様な価値がどれも尊重されるような正義・価値によって統合されること」を〈普遍化する信仰〉であると理解し、そのような〈普遍化する信仰〉に近づくことを信仰の成長と理解していた。そし

て本研究は、その後ファウラーが、〈普遍化する信仰〉に近づくという信仰の成長を、構造発達理論を援用することで信仰発達論に整えたことを明らかにした。

　第3章では、ファウラーがニーバーの信仰論を信仰発達理論の基盤としたことを明らかにした。まずファウラーの理解するニーバーの信仰論は、三項関係、つまり日常生活で他者と同じ価値を共有することでむすばれる信頼関係を基礎としていた。そして日常生活でさまざまな他者と三項関係をむすび、それらの三項関係を包括するような根源的価値によってむすびつく究極的構造に参与することが、徹底的唯一神主義信仰であった。そして根源的価値は、あらゆるものを愛し・生かす根源的存在とも言いあらわされていた。その根源的存在を信頼し、その存在を信頼するもの同士が愛し・生かしあう関係に参与することを徹底的唯一神主義信仰と言いあらわしていた。

　しかしニーバーは、徹底的唯一神主義信仰があくまで信仰の理想像であり、その理想的関係が人間の堕落によって、裏切りや偽りや疑いによるむすびつきになったと理解していた。そのような関係を信頼関係に回復するために、神への信頼と人間への忠実さを保ち続けたイエス・キリストに出会うことが必要であり、イエス・キリストに出会うことによる信仰の回復が、回心なのであった。

　ファウラーは、回心を信仰発達にむすびつけ、新しい〈価値と力の中心〉を得て新たに意味づけすることを信仰の成長であるとした。そして新たな〈価値と力の中心〉によって意味づけすることは、これまで捉えきれていなかった未解決の問題を見直すことであり、苦悩を抱くこともある。そのためファウラーは、その過程に伴ってくれる支援者・支援共同体が必要であるとした。そして支援共同体は、イエス・キリストの信仰心について語り継いできた信仰共同体が最適であるとファウラーは考えていた。このように本研究は、ファウラーがイエス・キリストによる信仰の回復（回心）を信仰発達にむすびつけることによって、信仰発達理論を牧会ケアのアプローチに展開したことを明らかにした。この点は、これまでの先行研究で注目されてこなかった点である。

　第4章では、ファウラーの信仰発達理論が、信仰機能の変化だけでなく、回心としての信仰発達を支援するアプローチとして臨床応用できるかについて、ホスピスに入院したAさんの症例を用いて検証した。そのために2つのことについて検証を試みた。それは第1に回心としての信仰発達がどのような過程をたどるのか。第2にイエス・キリストについて語ることのないホスピス共同

体であってもファウラーの言う支援が可能かについてであった。

第1の回心としての信仰発達は、Ａさんが新たな〈価値と力の中心〉を取得する過程を理解する指針として有用であった。死の危機に直面したときＡさんは、それまで自分の生活を意味づけていた「ルール・ルートに従う」という〈価値と力の中心〉で死が間もなく訪れる自分の生を意味づけできなくなってしまった。そのことによってＡさんは、子どもの頃から抱える「放っておかれた」という否定的な〈価値と力の中心〉を思い出した。ホスピススタッフは、Ａさんの「放っておかれる」という否定的な〈価値と力の中心〉に対し、Ａさんを「ひとりにしない」「大切にする」ことに努めた。そのことによってＡさんは「大切にされ・生かされて」生きるという新たな〈価値と力の中心〉を信じるようになったのである。

第2に、Ａさんを支えたスタッフは、常々ホスピスケアを、患者一人ひとりを大切にし、そのいのちが全人的に生かされるように支えること信じてケアにあたっている。その信念はＡさんに直截語られることはなくても、Ａさんへの何気ない言葉かけや手当てをとおしてＡさんに伝わっていただろう。ホスピスケアの信念は「あらゆる人が愛し・生かしあえるように自らが参与する」という〈普遍化する信仰〉に類したものである。Ａさんは、自分を大切にし、Ａさんらしく生きてもらおうと思いながら接するスタッフのかかわりによって、信仰を回復した。Ａさん自身も妻やスタッフの存在をありがたく感じ、大切に思いながら最期を送った。その意味でＡさんは、〈普遍化する信仰〉に近づいた。

本研究は、ファウラーの信仰発達理論が、ニーバーの徹底的唯一神主義信仰にもとづいた〈普遍化する信仰〉に近づくことであると論証した。そのことによって、スピリチュアルケアが、宗教的信仰を持っているか否かにかかわらず、人が「あらゆる人が愛しあい・生かしあえるように自らが参与する」という〈普遍化する信仰〉に近づくことへの支援であることを明らかにした。このとき意味する信仰は、日常の生と死を超えた何かを信じることではなかった。死の危機で意味を感じられなくなった自分の存在や生が、それでもなお大切にされ・生かされていると信じられるようになる信頼関係をあらわしていた。そしてその信頼関係は、ケアしケアされる双方向の関係の中で「あらゆるものを愛し・生かす」という根源的価値を見いだすことによって実現していた。そのような意味で日本のホスピス・緩和ケアでスピリチュアルケアが行われるとき、そこ

には「あらゆる人が愛しあい・生かしあえるように自らが参与する」〈普遍化する信仰〉を求める姿勢が存在するのであった。以上のことから日本のホスピス・緩和ケアで行われるスピリチュアルケアにとって〈普遍化する信仰〉は不可欠であると結論づける。

このことによって本研究は、すでに古典となりつつあるファウラーの信仰発達理論が、現在でも有用であることを示した。また信仰発達理論が、支援の現場つまり、キリスト教会やキリスト教主義学校だけでなく、医療や社会福祉の臨床でなされるケアにとっての理論となりうることを明らかにした。

とくに信仰を信頼関係によって理解しようとするファウラーの信仰発達理論は、患者と支援者のケア関係について体系的に理解する方策を提供していた。たとえば支援者が患者の〈価値と力の中心〉を理解し共有する関係になっているのか。また危機に直面した患者は〈価値と力の中心〉を失っていないか。失っているとするならそれによって生じる未解決問題は何かということを検討できる。そして支援者は患者の未解決問題の背後にある生いたちをてがかりにその問題を支援するためにどのような関係を持つとよいのかという方策も検討できる。

さらに現場全体の共有している信念について振り返ることもできる。その信念が「あらゆるものが愛し・生かしあえるように参与する」〈普遍化する信仰〉を目指すものであるかを語りあい、自分たちが支援共同体となっているかを評価することにも役立つと考える。

しかし本研究は、ホスピス・緩和ケアの臨床のみを研究対象としていた。そのため教育や社会福祉、信仰共同体の諸問題を取りあつかわずに〈普遍化する信仰〉に近づくことの支援をスピリチュアルケアと結論づけた。したがって今後、教育や社会福祉、信仰共同体の現場に則した研究も行わなければならない。また症例研究は１例だけを取りあつかった。そのため、被験者の信仰発達とその支援過程がそれ以外の症例に応用できるかについて検証することも今後の課題となる。

付録　ファウラーの信仰発達段階

　ファウラーは、著書 *Stages of Faith* 第5部の *Stages of Faith* で発達段階以前から第6段階目を著わした。以下は、各段階の説明の最後にファウラーが、その段階の特徴をまとめたものである[1]。

段階0：乳児期と未分化の信仰（Infancy and Undifferentiated Faith）　0歳から4歳

　未分化の信仰とも呼ばれるこの段階以前では、信頼・勇気・希望・愛のもと（seeds）となっている諸要素が、未分化な状態で融合している。しかしそれらは、見捨てられたり、一貫性を見いだせなかったり、奪われたりするといった脅威にさらされる可能性も含む。この段階以前という名前のとおり、われわれが行う実証的研究にとってあつかいにくい段階である。しかしこの段階は、相互性という性質や、信頼・自律・希望・勇気といった強み（あるいはそれらと正反対のことも起こりうる）は、その後の信仰発達の土台となる（その土台を侵食するおそれもある）。

　この段階で生じる強みは、愛情や世話を与えてくれる養育者との間に信頼関係や相互関係の基礎を築くことである。

　この段階における危険性や欠乏は、2つの方向のいずれかにおいて、相互性を獲得し損ねることである。一方は「自己中心性」が支配することによって相互性をゆがめてしまい、過剰な自己愛になる可能性である。もう一方は、無視される体験や一貫性のない対応を受けることによって孤独に陥ったり相互性をうまく取得できないパターンに陥ってしまうことである。

　そして第1段階目への移行は、思考や言語が一点に収束することによってはじまる。そして話をすることや儀式的な遊び（ごっこ遊び）をする時に、シンボルを利用するようになることによってはじまる。（Fowler 1981：121）。

第1段階：直感的・投影的信仰（Intuitive-Projective Faith）　3歳から7歳

　第1段階目の直感的・投影的信仰は、空想に満ちた、まねを好む段階である。子どもは、身近にかかわる大人の信仰の模範や雰囲気や行動や物語に絶

えず強い影響を受けている。これら影響を受けるものは、いずれも目に見えるものである。

　この段階は、3歳から7歳の子どもに最も典型的である。そして比較的流動的な思考パターンを持つ。子どもは、目新しいものに絶えず出会う。そのたびに子どもの認識機能は絶えず新しくなる。イメージする働きは、論理的な思考によって制限されることもなければ阻止されることもない。この段階の人のイメージの働きは、知覚によって支配された認識形成によって（積極的にあるいは否定的に）イメージしたり感じたことを継続的にあらわす。後にそれらは、より安定的した自己内省的価値や思考によって順序づけられ分類される。この段階は、自己覚醒の最初の段階である。「自己覚醒した」子どもは、他者から見ると自己中心的である。ここでわれわれは、死と性についてはじめて自覚するようになる。そして死と性の強力な領域を隔離するために文化や家族が用いる頑丈なタブーも自覚するようになる。

　この段階の才能や強みは次のようなことである。子どもは、イメージする力を持つようになる。そして子どもは、物語をとおして語られる究極的状況を直感的に理解したり感じたりすることによって、経験世界を統合したり包括する能力を持つようになる。

　この段階の危険性は、無制限の恐怖や崩壊のイメージに際限なく「とりつかれてしまう」可能性である。また、タブーや道徳的・教義的な期待を、意図的にあるいは意図せずに、イメージするように強要される。

　次の段階への移行は、具体的操作思考の出現によって生じる。その時に起こる感情の重要な要因は、エディプス期の問題が解決されているか潜伏しているかによって異なる。この移行にとって重要なのは、これはどのようになっているのかという子どもの関心が増大すること、そして何が真実であり何がただそのように見えるだけなのかを区別する基礎を明らかにしたいという関心が増大することである（Fowler 1981：133-134）。

第2段階：神話的・字義的信仰（Mythic-Literal Faith）6歳半から11歳

　第2段階目の神話的・字義的信仰の人は、共同体に属していることを象徴する物語・信念・習慣を自分のものとして引き受けはじめる。信念は字義的な解釈あるいは道徳的なルールや態度として理解される。象徴は、一義的あるいは字義的な意味として受けとめられるようになる。この段階では、具体

的操作を行えるようになるため、前段階でイメージするようになった世界観を形あるものとして捉えたり秩序づけできるようになる。直感的・投影的信仰の人の挿話を語る資質は、一貫的で意味のある物語を、直線的に語るまでになる。物語ることが、経験したことを統合し価値づけするための主要な方法となる。この段階に属する中心は学童期の子どもである。（中には、思春期や成人期に見られることもある。）第2段階目の人は、他者の視点をより正確に捉えることができるようになる。そのため世の中を互恵的に組み立てたり、互恵性にもとづく正義感によって組み立てるようになる。そして自分たちの描く宇宙的な物語は擬人的になる。また物語は、象徴やドラマ仕立てで深く力強く語られるようになる。そして起こった出来事を果てしなく事細かに語るようになる。しかし彼らはその物語を振り返って内省的に組み立てたり概念的な意味によって組み立てることはできない。この段階の人々にとって意味づけする働きは、物語を保有することにもなるし、物語の中に「閉じこもる」ことでもある。

　この段階の新しい能力あるいは強みは、語ることができるようになり、物語やドラマ、神話を描けるようになることで、経験したことを一貫性をもって見ることができるようになることである。

　字義的に解釈することや互恵的に過度に信頼するといったことによって、究極的環境の構築は「正しいことを行う」ために過度に制御されていたり完璧主義に陥る。またそれとは反対に、重要な他者によって虐待や無視・嫌悪されることをきっかけに、自己評価を下げる粗野な態度を取ることもある。

　第3段階目への移行を導き出す要因は、物語と物語の間で衝突したり矛盾することによってそれらの意味を内省することである。形式的操作思考への移行は、そのような内省を可能なものにし、さらに必須のものとする。前段階の字義的な解釈は崩れ、新たな（エリカインドの言う）「認識の自惚れ」が先行する[2]。そのことによってそれ以前に教わった人々や教えられた事柄について幻滅することもある。権威ある物語と物語の間に生じる葛藤に直面する（たとえば創世記の創造と進化論）。また相互的な対人的視点を取得するようになる。相互的な対人的視点とは「わたしは、あなたがわたしを見ているのを見ている。そしてわたしは、あなたが見ているわたしを見ている。さらにわたしは、あなたを見ている。そのあなたは、あなたを見ているわたしを見ている」ことである。つまり相互的な対人的視点は、自分と他者が互

いに相手を見ていると分かっている状態であるため、その人は、究極的環境を統合するものを個人的関係の中で、捉えるようになる（Fowler 1981：149-150）。

第3段階：合成的・習慣的信仰（Synthetic-Conventional Faith）　12歳から成人

第3段階目は合成的・習慣的信仰である。その人は、家族を超えた経験世界に踏み出す。その人は、家族・学校または仕事・同僚・巷の社会・メディアあるいは宗教といった数多くの領域に関心を持つようになる。信仰は、より複雑で数多くの領域の中で一貫した方向を持つようになる。信仰は価値や情報を統合するようになる。そして信仰はアイデンティティやものごとの見とおしの基礎となる。

第3段階目は、思春期に起こりやすい。しかし多くの成人にとってこの段階は、恒常的に均衡状態となる。この段階は、対人的な用語によって究極的環境を組み立てる。究極的環境を統合する価値と力は、個人的関係から次第に広がっていく。この段階は、重要な他者の期待や評価に敏感に順応するという意味で「順応主義者」の段階と言える。しかしこの段階は、独立した視点を構築したり保持するようなアイデンティティや独自の評価を持つには不十分である。その人は信念や価値を深く感じられるようになるが曖昧にしか捉えていない。その人は信念や価値に根ざし、さらに信念や価値によって意味づけされる世界に根づく。しかし信念や価値を客観的に見て内省したり、はっきりと体系的に評価することはできない。第3段階目になりその人は、1つの「イデオロギー」を持つようになる。それは一貫した一連の価値や信念を持ち深遠である。しかしその人は、イデオロギーを評価するために対象化することはなく、それを持っているという自覚はない。他者との立場の違いは「そのような種類の」人として経験される。権威は、（もし個人的に価値があると見なされるならば）伝統的な権威的役割に、または直接かかわりを持つグループの中で価値があると共通理解できるものに、見いだされる。

この段階になってあらわれる能力は、個人的な神話を形づくることである。その神話は、過去をむすびつけ将来を描くことによって、自分自身のアイデンティティや信仰を確立し、人格を形成する究極的環境のイメージをあらわす。

　この段階の危険性と不完全性は2つある。他者からの期待や評価は、内面化し（神聖化する。）そのため自ら行う評価や行動が、危険にさらされるかもしれない。また対人関係で裏切られることによって、自分の究極的存在についての原理を、虚無的に絶望するようになったり、一方で、日常的にかかわりのない神との関係によって埋め合わせることもある。

　第3段階目が消失し次へと移行するための準備となる要因は、公的に認められてきた指導者や、神聖で侵してはならないとされてきた政治問題や習慣が著しく変化することによって起こる、権威的なものの価値の深刻な崩壊や矛盾である。（たとえばカトリック教会ではミサがラテン語から自国語に変わったことや、金曜日に肉を禁ずることが求められなくなったことがそうである。）そしてその人の信念や価値がどのように組み立てられ変化したか。その人がグループやその文化的な背景とどのようにかかわってきたかを批判的に内省する経験や視点に出会うこともその要因となる。「家を巣立つ」経験は、しばしば情緒的または身体的に、自己・文化的背景・人生観を評価する。そしてその経験が次の段階への移行のきっかけとなることもある（Fowler 1981：172-173）。

第4段階：個別的・内省的な信仰（Individuative-Reflective Faith）　18歳から成人

　第3段階目から第4段階目の個別的・内省的信仰への移動は、とくに思春期後期や成人期に起こりやすい。それは自身の負ってきたコミットメントや生活様式・信念・態度と真剣に対峙するからである。第4段階目の移行は、その人が避けられない衝撃に直面することによって起こる。その衝撃は、自分と自分を成り立たせてきたグループやそこに属する人々との間に起こる。またその衝撃は、その人の主観やその人に強い影響を与えてきた感情と、客観的観点や批判的な内省にも起こる。またそれは、それまでの中心をなしてきた自己満足や自己実現と、他者のために仕えることや、他者のために存在することにも起こる。そしてそれは、相対的なものの探求と、絶対的なものへの可能性を探ることとの間にも起こる。

　第4段階目は、青年期に形成されるのが最も適切である。（しかし多くの成人が形成するに至っておらず、多くの人々が30代後半から40代になってからようやく第4段階目になる。）この段階は、二重の発達によって到達さ

れる。それ以前の段階で自己は、重要な他者との対人関係によってアイデンティティや信仰を形成していた。しかしアイデンティティは自分の役割や他者の意味として決定づけられることはなくなる。自己は、新たなアイデンティティを自分自身の境界や内的なつながりとして意識する。このような意味づけの枠組みを形成することによって、自己を1つの「世界観」と意識するようになる。自己（つまりアイデンティティ）とものの見方（世界観）は、他者のとは違うということを、自己と他者の間で交わされる反応や人間関係、評価によって自覚するようになる。その経験は、究極的環境が明確な意味づけの機能として一貫していることを直感させるようになる。典型的に第4段階目は、象徴を概念的な意味に変換する。これは「脱神話化」の段階である。それは評価や態度に影響を与える無意識的な要素にほとんど関心を示さないことである。

第4段階目に支配的な強みは、アイデンティティ（自己）やものの見方（イディオロギー）を批判的に内省することである。その強みは危険性にもつながる。それは意識や批判的思考に過剰な自信を持つようになり、また内省的な自己が過剰に「現実」と同化したり他者の視点を自分の世界観と同化させたりすることによる第2のナルシズムに至る。

第4段階によって保持されている自己イメージや見解が休むことなく続くと、内なる声が無秩序で騒々しく感じるようになる。そう感じるようになるとその人は、移行期を迎える。子どもっぽい過去や、イメージやエネルギーの諸要素が自己の深い部分からあらわれ、自分の意味づけしてきたものが不毛で単調に感じるようになる。そしてそれらの多くが新たなものへ向かう準備の兆候となる。自分あるいは他者の物語・象徴・神話・寓話が、それまで素晴らしいと感じてきた信仰を破ろうとするかもしれない。その人は、自分の譲歩したことに幻滅したり、人生というものが理論的判断や抽象的概念といった第4段階目の考え方よりも複雑であることを認識する。そしてより弁証的で多層的な方法で人生の真理に向かうようにしむけられる（Fowler 1981：182-183）。

第5段階：統合的信仰（Conjunctive Faith）（最低年齢）30歳以上

第5段階目の統合的信仰は、自己のあり方と見方を統合するようになる。それは、第4段階目では自己確信や、事実の認識的・情緒的な意識に関心が

向くことで、抑制されたり認識されてこなかった。この段階は（リークールの言う）「第二の素朴さ」に発達する[3]。それは、象徴的な働きと概念的な意味づけの働きが統合するような状態である。ここではその人の過去の問題にもう一度向き合って見直したり取り組んだりしなければならない。そして「深い自己」の声に耳を傾けなければならない。重要なことは、社会的な無意識を批判的に認識することである。それは神話・理想的なイメージ・偏見を見つめ直すことが求められる。なぜならそれらの神話やイメージや偏見は、その人の属する社会階級や宗教的伝統・民族をとおしてその人の自己組織（self-system）を形成してきたからである。

　中年期以前に第5段階目になることはまれである。第5段階目の人は、挫折したことや取り返しのつかないことや行為を犯した経験がある。またその人は、それまで葛藤してきた自己のあり方と見方の境界の区別が、この段階になってすっと突き抜けて解決できるようになる。この段階の人は、逆説や矛盾した中に生じる真実に敏感となり、心や経験の中にある、相反する事柄を統合することを目指す。その人は、他者にとって不可解な真実であっても、それをさらけ出し表明することができる。自己のあり方やものの見方と異なったりそれらを脅かすものに接近することの準備ができている（それは新たに経験するスピリチュアリティや宗教的な啓示についての深みを含む）。そしてこの段階の正義に対する参与は、民族や階級・宗教共同体や、国家による制限から自由になることである。人生の半分以上を超えたことを自覚することによる真剣さによって、この段階は、次の世代のアイデンティティや意味づけを保護したり育成するという目的に人生を費やすことの準備ができている。

　この段階の新たな強みは、風刺的なイメージに至るということである。それは自分や自分のグループにとって最も力強い意味を捉えたりそれに従って生きながらも、それらが、相対的で、一部のものでしかなく、超越的なものの真実をゆがんだ形でしか理解できないことを受け入れることでもある。しかしそれは、真実を逆説的に理解するがゆえに、麻痺したように消極的で何もしない状態に陥ったり自己満足に陥ったり冷笑的に一歩引くような傾向になることもある。

　第5段階目は、（自己と他者両方の）象徴・神話・儀礼に感謝するようになる。なぜならそれらの根ざしている深い真実を捉えているからである。ま

たその段階に属する人は人類を家族として見るようになる。なぜならあらゆるものの存在が1つの共同体となる可能性（あるいは義務）について理解しているからである。しかしこの段階は、まだ統合した状態ではない。この段階に属する人は、また変革できていない世界と変革することへのヴィジョンと忠誠のはざまで生き、行動している。この分岐した領域が、徹底的な実現へと向かわせることもある。これが、われわれが第6段階目と呼ぶものである（Fowler 1981：197-198）。

第6段階：〈普遍化する信仰〉（Universalizing Faith）（最低年齢）40歳以上

　第6段階目に至るのは、非常にまれである。そのような人物の信仰は、あらゆるものの存在を包括する究極的環境を感じ取れるようなものである。それは、あらゆる人を包括しあらゆる人を満たす共同体の精神を受肉し実現できる人である。

　彼らは社会的・政治的・経済的・理念的な束縛や耐えがたい未来から解放された領域をつくりだすという意味で「伝染的（contagious）」である。〈普遍化する信仰〉に属する人々は、世界を統合し変革する力に参与することを実感しながら生きているため、われわれ個々人が生存や安全・意味を支えている（宗教的な構造を含む）構造を転覆するような経験をしている。この段階にある人の多くは、彼らが変わって欲しいと望む人たちの手によって死に至る。〈普遍化する信仰〉の段階にある人々の多くは、彼らの存命中ではなく死後に名誉を与えれたり崇拝されるようになる。この段階に属するといえるまれな人物は、特別な恵みをもっている。それは非常に澄みわたっており、素朴であるが、それでいて他のわれわれに比べて何とも言えない人間味を持つのである。彼らにとっての共同体は普遍的な広がりをもつ。そこに属する人は励まされる。なぜなら彼らは普遍的な器となり、功利主義的ではない価値を持つものとして受け入れられるようになる。あらゆるいのちは愛され自由である。〈普遍化する信仰〉段階の人々は、その他の段階に属する人々、そしてその他の信仰的伝統を持つ人々とつながる準備ができている（Fowler 1981：200-201）。

注

1 Fowler 1981：119-212 を参照。発達段階名の日本語表記に際し、西脇、伊藤、スペリーを参照した（西脇：1998：24；伊藤：2012：187-189；Sperry 2001＝2007：64-66）。

2 エリカインドは、ピアジェの発生認識論の「具体的操作」（第3段階目）に属する子どもが、自分の理性や知性が大人に勝っていると信じている状態を「認識の自惚れ」と呼ぶ（Elkind：1995 80）。

3 ファウラーはリクールの「第二の素朴さは第一の素朴さとは異なる。それは、批判後であって、批判前ではない。それは博学な素朴さなのである」（Ricœur 1965：478）という考えにもとづいている。第1の素朴さが、現象学的還元以前の「自然的態度」であるのに対し、第2の素朴さは、現象学的還元後の批判的意識がまだ抜け切れていない態度をあらわす。

引用文献一覧

Astley, Jeff and Leslie J. Francis eds., 1992, *Christian Perspectives on Faith Development*, Leominster: Gracewing Books.

Backlund, Micheal A, 1990, *Faith and Aids: Life Crisis as a Stimulus to Faith Stage Transition (Immune Deficiency)*, Palo Alto: Ph.D. Diss., Pacific Graduate School of Psychology.

Barnes, Michael, Dennis Doyle and Byron Johnson, 1992, "The Formulation of a Fowler's Scale: an Empirical Assessment among Catholics," Jeff Astley and Leslie J. Francis eds., *Christian Perspectives on Faith Development*, Leominster: Gracewing Books, 245-255.

Barth, Karl, [1932] 1975, *Die Kirchliche Dogmatik I: Die Lehre vom Wort Gottes I*, Zülrich: Evangelischer Verlag A.G. Zollikon.

Bassett, Perry B, 1985, *Faith Development and Mid-Life Transition: Fowler's Paradigm as it Relates to Personality Profile*, Waco: Ph.D. Diss., University of Baylor.

Bradley, Leonard R, 1983, *An Exploration of the Relationship Between Fowler's Theory of Faith Development and Myers-Briggs Personality Type*, Columbus: Ph.D. Diss., The Ohio State University.

Broughton, John M, 1986, "The Political Psychology of Faith Development Theory," Craig Dykstra and Sharon Parks eds., *Faith Development and Fowler*, Birmingham: Religious Education Press, 90-114.

Brusselmans, Christiane, James A. O'Donohoe, James, W. Fowler and Antoine Vergote, 1980, *Toward Moral and Religious Maturity*, Morristown: Burrett.

Buber, Martin, [1923] 1932, *Ich und Du*, Berlin: Schocken Verlag.（= [1978] 2004, 田口義弘訳『我と汝・対話』みすず書房.）

Cone, James M, 1975, *The God of the Oppressed*, New York: Seabury Press.（=1976, 梶原寿訳『抑圧された者の神』新教出版社　現代神学双書.）

Compliment, Kenneth B, 1997, *The Other Victims of Scandal in the Church: A Study of the Effects of Clergy Sexual Misconduct on Ministerial Identity, Coping Response and Style of Faith Development of Nonoffending Priests and Laity in the Roman Catholic Church*, Berkeley : Ph.D. Diss., the Wright Institute.

Coyle, Adrian, 2011, "Critical Responses to Faith Development Theory: A Useful Agenda for Change?" *archive for the Psychology of Religion* 33（3）: 281-298.

Creamer, David G, 1996, *Guides for the Journey: John Macmurray, Bernard Jonergan, James Fowler*, Lanham: University Press of America.

Devor, Nancy G, 1989, *Toward a Relational Voice of Faith: Contributions of James Fowler's Faith Development Theory, Psychological Research on Women's Development, Relational Feminist Theology, and a Qualitative Analysis of Women Ministers' Faith Descriptions*, Boston: Ph.D. Diss., Boston University.

Dykstra, Craig and Sharon Parks eds., 1986, *Faith Development and Fowler*, Birmingham: Religious Education Press.

Dykstra, Craig, 1986, "What is Faith?: An Experiment in the Hypothetical Mode," Craig Dykstra and Sharon Parks eds., *Faith Development and Fowler*, Birmingham: Religious Education Press, 45-64.

Elkind, David, 1995, *Ties That Stress: The New Family Imbalance*, Cambridge: Harvard University Press.

Emory Center for Ethics（2015 年 12 月 7 日取得, http://ethics.emory.edu/people/Founder.html）.

Erikson, Erick H, ［1950］1995, *Childhood and Society*, London: Vintage.（=1977, 仁科弥生訳,『幼児期と社会1』みすず書房.）

Erikson, Erick H, 1968, *Identity: Youth and Crisis*, New York: Norton.

Fernhout, Harry J, 1986, "Where is Faith?: Searching for the Core of the Cube," Craig Dykstra and Sharon Parks eds., *Faith Development and Fowler*, Birmingham: Religious Education Press, 65-89.

Foster, Richard J. and James Bryan Smith, ［1990］1993, *Devotional Classics: Selected Readings for Individual and Groups*, New York: Haper Collins Publisher.

Fowler, James W, 1971, *The Development and Expression of 'The Conviction of the Sovereignty of God' in H. Richard Niebuhr's Thought*, Cambridge, Thesis/Dissertation（Ph.D）, Harvard University.

Fowler, James W, 1971, "Faith, Liberation, and Human Development," *Foundation* 39, The Thirkield Jones Lectures, Gammon Theological Seminary.

Fowler, James W, 1974, *To See the Kingdom: Theological Vision of H. Richard Niebuhr,* Lanham: University Press of America.

Fowler, James W, 1981, *Stage of Faith: The Psychology of Human Development and the Quest for Meaning,* San Francisco: Haper & Row.

Fowler, James W, Heinz Streib, and Barbara Kelaler eds., [1986] 2004, *Manual for Faith Development Research,* Atlanta: Center for Research in Faith and Moral Development, Candler School of Theology Emory University.

Fowler, James W, 1986, "Dialogue Toward a Future in Faith Development Studies," Craig Dykstra and Sharon Parks eds., *Faith Development and Fowler,* Birmingham: Religious Education Press, 275-301.

Fowler, James W, 1987, *Faith Development and Pastoral Care,* Philadelphia: Fortress Press.

Fowler, James W, Karl Ernest Nipknow, and Friedrich Schwitzer, 1991, *Stages of Faith and Religious Development: Implication for Church, Education and Society,* London: SCM Press.

Fowler, James W, 1992a, "Faith, Liberation and Human Development," Jeff Astley and Leslie J, Francis eds., *Christian Perspectives on Faith Development,* Leominster: Gracewing Books, 3-14.

Fowler, James W, 1992b, "The Enlightenment and Faith Development Theory," Jeff Astley and Leslie J. Francis eds., *Christian Perspectives on Faith Development,* Leominster: Gracewing Books, 15-28.

Fowler, James W, 1992c, "Perspective on the Family from the Standpoint of Faith Development Theory," Jeff Astley and Leslie J, Francis eds., *Christian Perspectives on Faith Development,* Leominster: Gracewing Books, 320-344.

Fowler, James W, 1992d, "Religious Congregations: Varieties of Presence in Stages of Faith," Jeff Astley and Leslie J. Francis eds., *Christian Perspectives*

180

on Faith Development, Leominster: Gracewing Books, 370-383.

Fowler, James W, 1996, *Faithful Change: The Personal and Public Challenges of Postmodern Life*, Nashville: Abingdon Press.

Fowler, James W, 2000, *Becoming Adult, Becoming Christian: Adult Development and Christian Faith*, Sam Francisco: Jossey-Bass.

Fowler, James W, 2003, "Faith Development Theory and the Challenges of Practical Theology," Richard R. Osmer and Friedrich L. Schweitzer eds., *Developing a Public Faith: New Directions in Practical Theology*, St. Louis: Chalice Press, 229-250.

Fowler, James W, 2004, "Faith Development at 30: Naming the Challenges of Faith in a New Millennium," *Religious Education*, 99 (4) : 405-421.

Fowler, James W, and Mary Lynn Dell, 2005, "Stages of Faith from Infancy through Adolescence: Reflections on Three Decades of Faith Development Theory," Roehlkepartain EC, King PE, Wagener L, and Benson PL eds., *The Handbook of Spiritual Development in Childhood & Adolescence*, Thousand Oaks: Sage Publications Inc, 34-45.

Gilligan Carol, [1982] 1993, *In a Different Voice: Psychological Theory and Women's Different*, Cambridge: Harvard University Press. (=1986, 岩男寿美子訳『もうひとつの声—男女の道徳観のちがいと女性のアイデンティティ』川島書店.)

Grant, David C, 1984, *God the Center of Value: Value Theology in the Theory of H. Richard Niebuhr*, Fort Worth: Texas Christian University Press.

Green, Charles W. and Cindy L. Hoffman, 1992, "Stages of Faith and Perceptions of Similar and Dissimilar Others," Jeff Astley and Leslie J.

Francis eds., *Christian Perspectives on Faith Development*, Leominster: Gracewing Books, 256-265.

Harris, Maria, 1986, "Completion and Faith Development," Craig Dykstra and Sharon Parks eds., *Faith Development and Fowler*, Birmingham: Religious Education Press, 115-133.

Hodges, Sam, 2015, "Scholar Left Mark with 'Stages of Faith'," United Methodist Communications, October 20, 2015, (Retrieved December 17, 2015, http://www.umc.org/news-and-media/scholar-left-mark-with-stages-of-faith).

Ivy, Steven, 1985, *The Structural-Developmental Theories of James Fowler and Robert Kegan as Resources of Pastoral Assessment*, Louisville: Ph. D. Diss., of The Southern Baptist Theological Seminary.

Ivy, Steven, 1987, "A Faith development/self-development model for pastoral assessment," *The Journal of Pastoral care*, 41 (4), 329-340.

Kant, Immanuel, *Grundlegung zur Metaphysik der Sitten* (Herausgeber: Paul Menzer), in : *Kant's gesammelte Schriften. Herausgegeben* von der Königlich Preußischen Akademie der Wissenschaften. Band IV. 1911.
　Kirik der praktischen Vernunft (Herausgeber : Paul Natorp), in *Kant's gesammelte Schriften*. Herausgegeben von der Königlich Preußischen Akademie der Wissenschaften. Band V. 1908.
　Vorarbeit zur Kritik der praktischen Vernunft (Herausgeber: Gerhard Lehmann), in *Kant's gesammelte Schriften*. Herausgegeben von der Deutschen Akademie der Wissenschaften zu Berlin. Band XXIII. 1955.
　(=2000, 坂部恵, 平田俊博, 伊古田理, 『カント全集 7: 実践理性批判　人倫の形而上学の基礎づけ』岩波書店.)

Kinlaw, Kathy, 2015, "Tribute to Dr. James Fowler," Emory Center for Ethics, (Retrieved December 17, 2015, http://ethics.emory.edu/about_the_

center/J_Fowler.html).

Kohlberg, Lawrence, 1971a, *From Is to Ought: How to Commit the Naturalistic Fallacy and Get Away with it in the Study of Moral Development*, New York: Academic Press.（=1985, 永野重史監訳『道徳性の発達と教育——コールバーグ理論の展開』新曜社.）

Kohlberg, Lawrence, 1971b, "Stages of moral development and a basis for moral education," "My personal search for universal morality," "Stages of moral development," "Stage 6 and Supreme Morality,"（=［1987］2014, 岩佐信道訳『道徳性の発達と道徳教育——コールバーグ理論の展開と実践』麗澤大学出版会.）

Laurel, Hannna, 2015, "Remembering James Fowler," Emory Candler School of Theology, October 22, 2015,（Retrieved December 17, 2015, http://candler.emory.edu/news/releases/2015/10/remembering-james-fowler.html#sthash.tbdxRBnl.dpuf).

Lyon, Brynolf K, and Don S. Browning, 1986, "Faith Development and the Requirements of Care," Carıg Dykstra and Sharon Parks eds., *Faith Development and Fowler*, Birmingham: Religious Education Press, 205-220.

Mikoski, Gordon, 2003, "H. Richard Niebuhr and Fowler's Evolution as a Theologian," Richard R. Osmer and Friedrich L. Schweitzer eds., *Developing a Public Faith: New Directions in Practical Theology*, St. Louis: Chalice Press, 101-116.

Mishey, Eugene J, 1992, "Faith, Identity and Morality in Late Adolescence," Jeff Astley, and Leslie J. Francis eds., *Christian Perspectives on Faith Development*, Leominster: Gracewing Books, 176-191.

NAACP, "Nation's Premier Civil Rights Organization"（Retrieved October 11,

2018, https://www.naacp.org/nations-premier-civil-rights-organization/）

Nelson, Ellis C, 1992, "Dose Faith Develop? An Evaluation of Fowler's Position," Jeff Astley and Leslie J. Francis eds., *Christian Perspectives on Faith Development*, Leominster: Gracewing Books, 62-76.

Neuger, Christie, Cozad, 1993, "A feminist perspective on pastoral counseling with women," Robert Wicks J. and Richard D. Parsons eds., *Clinical Handbook of Pastoral Counseling Vol. 2*, New York and Mahwah, Paulist Press 185-207.

Nho, Sung Hyun, 2011, *Biblical Perspectives on Fowler's Faith Development Theory and Implications for the Christian Ministry*, La Mirada: Talbot School of Theology in Biola University, 113 - 148, (Retrieved, December 7, 2015, http://www.earticle.net/article.aspx?sn=207402)

Niebuhr, Richard H, 1931, "Religious Realism in Twentieth Century," Mackintosh D, C, ed., *Religious Realism*, New York: The Macmillan Co., 413-428.

Niebuhr, Richard H, [1941] 2006, *The Meaning of Revelation*, Louisville: Westminster John Knox Press. (=1975, 佐柳文男訳『啓示の意味』教文館.)

Niebuhr, Richard H, [1943] 1960, *Radical Monotheism and Western Culture*, Louisville: Westminster John Knox Press. (=1984, 東方敬信訳『近代文化の崩壊と唯一神主義』ヨルダン社.)

Niebuhr, Richard H, 1951, *Christ and Culture*, New York: Haper Torchooks. (=1967, 赤城泰訳『キリスト教と文化』日本基督教出版局.)

Niebuhr, Richard H, 1963 [1999], *The Responsible Self: An Essay in Christian Moral Philosophy*, Louisvill: Westminster Johnknox Press. (=1967,

小原信訳『責任を負う自己』新教出版社.）

Niebuhr, Richard H, (Richard R. Niebuhr ed.), 1989, *Faith on Earth: An Inquiry into the Structure of Human Faith*, New Haven: Yale University Press.

Osmer, Richard R. and Friedrich L. Schweitzer eds., 2003, *Developing a Public Faith: New Directions in Practical Theology*, St. Louis: Chalice Press.

Osmer, Richard R, 1992, "James W. Fowler and the Reformed Tradition: an Exercise in Theological Reflection in Religious Education," Jeff Asley and Leslie J. Francis eds., *Christian Perspectives on Faith Development*, Leominster: Gracewing Books, 135-150.

Osmer, Richard, and Lynn Brigers, "James Fowler" (Retrieved October 11, 2018 http://www.talbot.edu/ce20/educators/protestant/james_fowler/#bibliography)

Parks, Sharon, 1986, "Imagination and Spirit in Faith Development: A Way Past the Structure-Content Dichotomy," Craig Dykstra and Sharon Parks eds., *Faith Development and Fowler*, Birmingham: Religious Education Press, 137-156.

Royce, Josiah, [1908] 1918, *The Philosophy of Loyalty*, New York: Macmillan.

Ricœur, Paul, 1965, *De l'interprétation. Essaisur Freud,* Paris: Seuil.（= 1982 久米博訳『フロイトを読む──解釈学 試論』新曜社.）

Schleiermacher, Friedrich, [1830 / 1831] 2008, *Der christliche Graube nach den Grundsätzen der Evangelischen Kirche im Zusammenhang dargestelltes*, Zweite Auflage Ester und Zweiter Band, Herausgegeben von Rolf Schäfer, Water de Gruyter: Berlin.（=2009, 加藤恒昭, 深井智朗訳『神学通論（1811 年 /1830 年）』教文館.）

Schneider, Carl D, 1986, "Faith Development and Pastoral Diagnosis," Craig Dykstra and Sharon Parks eds., *Faith Development and Fowler*, Birmingham: Religious Education Press, 221-250.

Selman, Robert L, 1975, "A Structural-Developmental Model of Social Cognition: Implications for Intervention Research," the document presented at the Annual Meeting of the American Psychological Association (83 rd, Chicago, Illinois, August 30-September 3, 1975), 1-15.

Slee, Nicola, 2004, *Women's Faith Development: Patterns and Processes*, Aldershot: Ashgate.

Smith, Wilfred, Cantwell, 1963, *The Meaning and End of Religion: A New Approach to the Religious Traditon of Mamkind*, New York: New American Library.

Sperry, Len, 2001, *Spirituality in Clinical Practice: Incorporating the Spiritual Dimension in Psychotherapy and Counseling*, Philadelphia : Brunner-Routledge. (=2007, 平林栄一, 飯森眞喜雄訳『臨床実践のためのスピリチュアルセラピー』三輪書店.)

Streib, Heinz, 2003, "Faith Development Research at Twenty Years," Richard R. Osmer and Friedrich L. Schweitzer eds, *Developing a Public Faith: New Directions in Practical Theology*, St. Louis: Chalice Press, 15-42.

Tillich, Paul, 1957, *Dynamics of Faith*, New York: Haper & Row. (= [1961] 2000, 谷口美智雄訳『信仰の本質と動態』新教出版社.)

Tillich, Paul, (James Luther Adams trans. and ed.), 1948, *The Protestant Era*, London: Nisbet.

Tittley, Mark, The Youth Ministry Resourcer Mark Tittley's Youth Ministry Library, (Retrieved December, 17, 2015, http://prevetteresearch.net/wp-content/uploads/image/all/Youth%20and%20Faith%20Development.pdf)

Whilthead, Alfred, North, 1926, *Religion in the Making*, New York: Meridian Books. (= 1986, 齊藤繁雄訳『ホワイトヘッド著作集第 7 巻　宗教とその形成』松籟社.)

World Health Organization, 1990, *Cancer Pain Relief and Palliative Care.* WHO Technical Report Series No. 804, Switzerland. (= 1993, 武田文和訳『がんの痛みからの解放とパリアティブ・ケア——がん患者の生命へのよき支援のために』金原出版.)

芦名定道, 1993,「H・リチャード・ニーバーと信仰論の射程」『人文研究』大阪市立大学文学部紀要, 45（3）: 107-126.

イグナティオ・デ・ロヨラ, 1986, ホセ・ミゲル・バラ訳,『霊操』新世社.

伊藤悟, 2012,「ファウラーの信仰発達理論とその周辺」『キリスト教と文化』青山学院大学, 28 : 183-199.

伊藤高章, 2014,「スピリチャルケアの三次元的構築」鎌田東二企画『講座スピリチュアル学第 1 巻　スピリチュアルケア』ビイング・ネット・プレス, 16-40.

鎌田東二, 2014,「スピリチュアルケアと日本の風土」鎌田東二企画『講座スピリチュアル学第 1 巻　スピリチュアルケア』ビイング・ネット・プレス, 256-285.

川原啓美, 2007,『分かち合いの人生』ライフ企画.

岸本寛史, 2015,『緩和ケアという物語：正しい説明という暴力』創元社.

窪寺俊之，2004,『スピリチュアルケア学序説』三輪書店.

窪寺俊之，2008,『スピリチュアルケア学概説』三輪書店.

佐柳文男，2003,「H. リチャード・ニーバーにおける『信仰の神学』」『聖隷クリストファー大学社会福祉学部紀要』2：88-105.

髙木慶子，2014,「現場から見たパストラルケア，グリーフケア」鎌田東二企画『講座スピリチュアル学第 1 巻　スピリチュアルケア』ビイング・ネット・プレス，42-68.

竹井潔，2005,「H.R. Niebuhr の価値論——価値の中心」『聖学院大学総合研究所』32：623-667.

谷山洋三，2008,「仏教を基調とした日本的スピリチュアルケア論」谷山洋三編『仏教とスピリチュアルケア』東方出版，9-36.

谷山洋三，2010,「スピリチュアルケアと宗教的ケアの相違」島薗進・清水哲郎編『ケア従事者のための死生学』ヌーヴェルヒロカワ，350-362.

田村恵子・河正子・森田達也編，2012,『看護に活かすスピリチュアルケアの手引き』青海社.

東方敬信，1980,『H・リチャード・ニーバーの神学』日本基督教団出版局.

東方敬信，1995a,「H・リチャード・ニーバーの神学的倫理——ファウラー理論の神学的検討（2）」『キリスト教と文化』青山学院大学，11：113-123.

東方敬信，1995b,「J. ファウラーの信仰概念の妥当性と逸脱——H.R. ニーバーの視座から」『キリスト教教育論集』日本キリスト教教育学会，3：1-13.

東方敬信，1996,「アメリカの宗教と教育：信仰発達論をめぐって」青山学院

大学キリスト教文化研究センター編『現代におけるキリスト教教育の展望』ヨルダン社，19-36.

西脇良，1998，「J.W. ファウラーの信仰発達理論に関する文献研究——共同体と共にある信仰発達」『カトリック教育研究』15：21-30.

西脇良，2000，「J.W. ファウラーの信仰発達理論をめぐるその後の研究動向——文献レビュー及び今後の研究展望」『カトリック教育研究』17：39-50.

西脇良，2001，「ファウラーの信仰論について」『白百合女子大学キリスト教文化研究論集』白百合女子大学，2：77-102.

西脇良，2004，『日本人の宗教的自然観——意識調査による実証的研究』ミネルヴァ書房.

西脇良，2012，「子どもの宗教性およびスピリチュアリティの発達をめぐって」『心理ワールド』日本心理学会 59：17-20.（2018 年 10 月 8 日取得，https://psych.or.jp/wp-content/uploads/2017/10/59-17-20.pdf）

宮城音弥編，［1979］1995，『岩波心理学小辞典』岩波書店.

村田久行，［1994］2003，『ケアの思想と対人援助——終末期医療と福祉の現場から』川島書店.

村田久行，2004，「スピリチュアルケアを学ばれる方へ」『臨床看護』へるす出版，30（7）：1025-1029.

村田久行，2005，「終末期患者のスピリチュアルペイン構造解明への現象学的アプローチ」『京都ノートルダム女子大学研究紀要』35：121-130.

村田久行，2005，「終末期患者のスピリチュアルペインとそのケア—現象学的アプローチによる解明」『緩和ケア』青海社，15（5）：385-390.

あとがき

　本書は、2015 年度、聖学院大学大学院アメリカ・ヨーロッパ文化学研究科に提出・受理された博士論文「ジェームス・ファウラーの『信仰発達理論』の考察——ホスピス・緩和ケアでの臨床応用を目指して」を、出版に際して書き改めたものである。

　本研究は、ジェームス・ファウラーの信仰発達理論との対話によって進められたものである。ファウラーを知るきっかけを下さったのは、他でもない指導教授の窪寺俊之先生（聖学院大学客員教授）であった。当初「ホスピス・緩和ケアで行うスピリチュアルケアの指針になるものを見い出したい」と思って研究をはじめたものの、良いテーマに巡り合うことができずに頭を抱えていた。先生は、それを見かねて「一度、私の家にいらっしゃい」と、声をかけて下さり、ご自分で打ったそばをお腹いっぱいごちそうして下さった後に、大きな段ボール箱をお土産に持って帰らせて下さったのである。その段ボール箱の中には、先生がアメリカの神学校の図書館で収集なさった牧会ケア・スピリチュアルケアに関する論文がびっしり詰まっていた。

　その論文の中にあったのが、ファウラーの信仰発達理論についての論文であった。ファウラーを選んだのは、彼の示した 1 〜 6 段階の指標が、ホスピスの臨床で使えるのではないかという思いつきからであった。しかしその論文では、その指標が抜粋されているだけであったため、著書を読まなければなるまいと思い、*Stages of Faith* をさっそく買い求めた。ところが言葉としては理解できるのだが、その内容がさっぱり分からなかった。そこでまた救いの手を差し伸べて下さったのが、窪寺先生であった。窪寺先生は、関西学院大学神学部に在職中、ファウラーを大学に招聘なさった。先生が、数日間一緒に過ごしたファウラーの印象について教えて下さった。「彼を京都観光にお連れして、都をどりを一緒に観たけれど、その後の彼の感想を聴いて、とても哲学的な思考の持ち主だと思った」と。その話をお聞きし、ファウラーのあらわす言葉の表面だけではだめだ、哲学的・神学的な背景を読み解かなければならないと思い、彼の博士論文にさかのぼり、彼の研究した H・リチャード・ニーバーの著作に格闘する日々が続いた。大学生時代になぜもっと真剣に組織神学を学んでおかなかったのかと、後悔する日々が続いた。そうして長い時間をかけ、ようやく

信仰発達理論の内容を理解するに至った。

　この読み解く作業は、もちろんひとりで行えたものではなかった。窪寺先生と窪寺ゼミの仲間のおかげである。ゼミ生は、みな遠方に住んでいたため、窪寺先生のご提案で、スカイプ（パソコン上で使える無料電話サービス）を使って、ゼミをすることになった。毎週木曜日夜9時に、それぞれがパソコンの前に座り、スカイプをとおしてディスカッションするのである。それがほぼ毎週、およそ2年間続いた。その中で仲間から、広い視野を与えてもらい、たくさんのヒントを与えてもらった。心より感謝申し上げたい。

　また審査下さった先生方へ心より御礼申し上げる。牛津信忠先生（聖学院大学客員教授）は、社会福祉の視点から用語を丁寧に吟味することの重要性をご指導下さった。髙橋義文先生（聖学院大学客員教授）は、プロテスタント神学の伝統の中で信仰について問い続けることをご指導いただいた。関正勝先生（立教大学名誉教授）は、研究者・臨床家としての姿勢を神学的・牧会学的に問い続けるようご指導いただいた。谷山洋三先生（東北大学准教授）には、日本におけるスピリチュアルケアの課題について多くのご助言を賜りご指導いただいた。

　また窪寺先生は、論文が書き上がる最後の最後まで辛抱強く論文をお読みくださり、丁寧に添削下さった。そこにはいつも温かな励ましのメッセージが添えられていた。先生は論文指導とともに、スピリチュアルケアをして下さっていたのだと改めて感じる次第である。先生に心より感謝申し上げたい。

　また聖学院大学大学院に在学中は「聖学院大学後援会活動援助費奨学金」「稲永奨学金」を頂戴しご支援を賜った。関係者のみなさまに心より御礼申し上げる。

　この期間、臨床現場である愛知国際病院のホスピスから離れることなく、研究を続けることができたのは、本当に幸せなことだった。この研究をはじめたのは、「患者さんがその人らしく生きられるようにケアしたい」と願うスタッフとともに、チャプレンとしてどのようにスピリチュアルケアに取りくめばよいかという思いがきっかけであった。そのスタッフの患者さんを愛しいつくしむ姿がなければ、研究のテーマとなった〈普遍化する信仰〉の意味が理解できなかったと思う。心より感謝申し上げたい。またチャプレンとして働き続けられるように計らい、Aさんの症例を用いるための倫理的手続きを整えて下さった病院事務局のみなさまにも心より感謝申し上げたい。何よりAさんからは、

症例研究では書き尽くせないほど多くのことを教えていただいた。また A さんの症例を使用することを「お役に立つなら」と言って承諾下さったご家族にも心より感謝申し上げたい。

またチャプレン（カウンセラー）として最初にお世話になった大津市民病院緩和ケア病棟では「患者さんとの対話は、答えを与えることではなく、一緒に歩むことであり、その中で答えを見つけるのは、患者さんご自身だ」ということを教わった。それは、今も変わらず、大切にしている教えである。現在お世話になっている市立川西病院の緩和ケア病棟では、患者さん一人ひとりの生活を丁寧に支える働きにチームの一員として加えていただいている。このような素晴らしい働き手とご一緒してきたことを心から感謝申し上げる。

チャプレンとなってから出会った患者さんは、まだまだ人生これからの私にご自分の人生経験を余すことなく語って下さり、「これから出会う患者さんのためになるように」と病気になってからの経験を惜しみなく語って下さった。お一人おひとりに感謝しつつ、これらの言葉を語り継いでいけるように、これからもチャプレンとして研究者として精進していきたい。

また現在お世話になっている上智大学グリーフケア研究所では、スピリチュアルケア師養成の一端を担っている。受講生は、人生経験・臨床経験豊かな人たちである。受講生と語り合い、学びをご一緒する中で、スピリチュアルケアの経験を言葉にし、伝えていくことの大切さを感じている。このような機会を頂いていることを心から感謝したい。本書は、その第一歩であるが、これからもその歩みを続けていきたい。

また、本書の刊行を快く引き受けご尽力下さった、かんよう出版の松山献氏に、厚く御礼申し上げたい。

最後になったが、この研究期間と、本書の出版までの毎日を、家事・育児の分担をしながら支えてくれ、随所で研究のアドバイスをくれた伴侶の有博に感謝したい。はじめ 2 歳だった息子の幸慈は、9 歳になった。彼は身をもって信仰発達段階について教えてくれている。ありがとう。またホスピスでチャプレンとして働く門戸を開いてくれ、いつも応援してくれる両親にも心から感謝したい。

索　　引

〈あ　行〉

アイデンティティ　72, 73, 76, 83, 135, 170,
　　172, 173
悪　51, 52, 115
悪の構造　51
アクティブラーニング　39
あがない　30
あがないによる信仰の回復　55
あがないの業　29, 120, 163
芦名定道　100
アセスメント　38, 39
新たな価値と力の中心　164, 165
新たな価値の中心　150
新しい創造の恵み　55, 116
一次的スピリチュアルケア　25
イエス・キリスト　29～31, 33, 42, 56, 80, 98,
　　101, 114～117, 122, 131, 157, 158, 161, 163
　　ナザレの―　121
イエス・キリストとの出会い　30, 56, 123,
　　131
イエス・キリストに出会う　119, 120
イエス・キリストによる信仰の回復　31, 116,
　　117, 119, 164
イエス・キリストのあがない　56
イエス・キリストのあがないの業による不信
　　から信仰への回復　29, 163
イエス・キリストの信仰心　55, 114, 115, 164
イエスの癒し物語　56
イエスの教え　32
イェール大学　64, 101, 127
生きる意味　14, 61, 89, 91
生きる目的　68
偽り　113, 120, 164

イデオロギー　170, 172
伊藤悟　26, 31～34, 36, 60, 175
伊藤高章　16
意味　5, 13, 17, 111, 129, 150, 172, 174
意味ある　155
意味づけ　4, 13, 17, 18, 24, 31, 40, 61, 93, 120,
　　121, 125, 135, 152, 155, 165, 172, 173
意味づけする包括的枠組み（a comprehensive
　　frame of meaning）　25, 43, 90, 92
意味づけの包括的枠組み　90～92
いのち　15
いのちの約束　112～114, 116, 117
イメージ　24, 53
イメージの働き　43, 44
癒し　55
インタープリターズ・ハウス　72～74
裏切り　112～116, 119, 120, 127, 157, 161, 164
疑い　112, 114, 116, 120, 164
エモリー大学　78
エモリー大学チャンドラー校神学院　77
エモリー大学倫理センター　65, 77
エリカインド　175
エリクソン，エリック　3, 18, 64, 73, 75, 77,
　　81, 83
おおいなるもの　14, 15
主な物語　95, 96, 119, 124, 142, 144, 146, 150
　　～153, 155, 156, 159～161
恩寵　55, 56

〈か　行〉

回心　22, 32, 33, 93～96, 164
回心としての信仰発達　33, 118, 120
回心の過程　96, 117, 131～133, 142, 145, 148,

150, 156, 157, 160

外的他者　14

外的歴史　100, 122

回復　55, 61, 80, 115

快楽主義　107, 108

確信性の理論　75

学童期　169

価値　4, 6, 17〜19, 21, 24, 53〜55, 58, 71, 90, 91, 96, 101, 102, 109, 111, 122, 123, 129, 135, 136, 141, 154, 170, 171

価値観　6, 33, 50, 63, 88, 89, 118, 152

価値神学　85

価値体系　152

価値と力　17, 56, 57

価値と力のイメージ　97

価値と力の中心　22, 24〜26, 59, 85, 87, 89, 90, 92, 94〜98, 105, 118〜120, 165, 166

価値の中心　85, 95〜97, 105, 107〜109, 111, 142, 145, 150〜153, 155〜157, 159〜161

価値の中心の形成過程　154

価値変換　30

価値論　85

カテキズム　78, 83, 84

カトリック（教会）　33, 36, 38, 39, 62, 77〜79, 83, 84, 171

カブ，ジョン・B. Jr.　54

鎌田東二　15

神　5, 33, 49, 56〜58, 63, 68, 80, 85, 98, 101, 102, 108, 110, 114〜117, 119, 120, 126, 161

神との関係　41, 102

神のイメージ　41, 46, 63

神の恩寵　31〜33, 56, 80

神の価値　71

神の国　46, 57, 59, 63, 68, 115, 118

神の国の確信　57, 123, 127

神の啓示　85, 98

神の働き　58, 118

神の不在　112

神の恵み　120

カルヴァン，ジョン　80

カルヴァン派　80

川原啓美　158

がん　14, 124, 146, 147

関係　24

関係としての信仰　54

ガンジー，マハトマ　19, 42, 62

ガンジー，カストゥルバ　62

患者体験　16

感情と態度　138, 140, 143, 145, 148

関心　14

カント，イマニュエル　42, 44, 45, 62, 85, 122

義　85, 109, 123

危機　5, 27, 50, 62, 93, 94, 97

危機神学　126

危機的状況　94, 95

岸本寛史　16

既成宗教　35, 62

客観的　98

客観的立場　99, 121

究極　91

究極的　95, 105

究極的の環境　22, 25, 29, 43, 58, 59, 87, 90〜98, 102, 105, 110, 111, 119, 121, 125, 163, 169, 170, 174

究極的の環境の変革　93

究極的の関心　71, 82, 125

究極的の自己　14

究極的の状況　168

究極的の構造　104, 105, 164

究極的の制約　93, 121, 125

究極的の存在　101

究極的のもの　71, 75, 110, 127

教育学　40

教育心理学　41

教会教育　79

教会共同体　74

共感的　16

共感的の意識　16

共感的・相互関係　16, 17, 20

共同体　118, 119, 128, 161, 168, 174

協力（partnership）　58

ギリガン，キャロル　47, 48, 64, 75

キリスト教　35, 119, 121
キリスト教会　23, 32, 166
キリスト教界　22, 65, 77, 78, 81
キリスト教学校　32, 36
キリスト教教育　32, 36, 41, 52, 69
キリスト教教育学　20, 21, 31, 37, 38, 40, 43,
　　46, 53, 55, 58, 61, 102
キリスト教共同体　121
キリスト教主義学校　166
キリスト教神学　121
キリスト教神学者　62
キリスト教信仰　41, 120
キリスト教信仰共同体　119, 131
キリスト教倫理学　52
キング，マーティン・ルーサー，Jr.　19, 70
空虚　112, 123, 127
空虚なる神　123
具体的操作　128, 168, 175
窪寺俊之　3, 14, 47, 94, 191, 192
グラント，デービット　106
グリーフケア　14
ケア　15, 64
敬虔　121
啓示　98, 115, 121, 173
形式的操作　129, 169
形式的枠組み　31
経済格差　77
経済格差問題　70, 72, 77
契約関係　103
決定的他者（Decisive Other）　41, 63
機械的自我　63
権威の所在　20, 27, 43, 44, 129, 132, 136, 148
健康の定義　14
合成的・習慣的信仰　19, 63, 161, 170
構造　29, 35
構造発達心理学　22, 27, 29, 37, 44, 52, 59, 61,
　　63, 64, 74〜76, 81
構造発達理論　40, 43, 48, 59, 76, 163, 164
合同メソジスト教会　65, 67, 69, 72, 77, 79
公民権運動　72, 74
合理的確実性の理論　75

互恵性　169
個人的変革は政治的変革（personal is
　　political）　48
個別的・内省的信仰　19, 40, 48, 63, 171
コミュニケーション　39
コールバーグ，ローレンス　3, 18, 27, 38, 42,
　　48, 64, 74〜79, 81, 83, 129
根源的価値　4, 7, 17, 74, 102, 118, 120, 161,
　　164, 165
根源的価値や力　17, 18
根源的原理　109, 110
根源的存在　3, 6, 20, 58, 77, 81, 104, 115, 119,
　　120, 122, 163
根源的目的　105, 110
根源的なもの　103
コーン，ジェームス　41, 63

〈さ　行〉

差別　68, 81
三項関係　4, 6, 22, 24, 25, 29, 57〜59, 70, 71,
　　87〜90, 92, 97, 98, 102〜107, 110, 119, 163,
　　164
三項関係論　121
三次元的スピリチュアルケア　16, 17
死　5, 94, 134, 149
支援共同体　119, 156〜158, 164, 166
支援者　164
自我心理学　64
自己イメージ　41
自己覚醒　168
自己組織（self-system）　173
自己内省的価値　168
思春期　169, 170
死生学　25
自然　61
自然観　36
自然法　79
実在（reality）　127
実践神学　5, 34, 69, 73
実践神学者　80

実践理性（practical reason）　44, 45, 122
実存主義　107, 108
実存的状況　30
死にゆく過程　152
死にゆくこと　155
死の意味　61
死の運命　116, 117, 120
死の危機　115, 117, 119, 161, 165
死の不安　4, 13, 20, 22, 134
使命感（vocation）　58, 90, 118
召命感　67, 68, 72
社会意識　39
社会主義　69, 81
社会心理学　22, 52
社会正義　70
社会的意識の境界　20, 27, 43, 44, 128, 132, 135, 148
社会的視点　34, 39, 52, 63, 80, 128, 149
社会的視点の取得　20, 27, 43, 53, 63, 64, 128, 132, 135, 145
社会的地平　125
宗教　4, 5, 14, 17, 30, 31, 56, 71, 128
宗教教育学　33
宗教社会学　74
宗教心　57, 126
宗教信仰　5, 13, 15, 18, 32, 38, 49, 62, 165
宗教心理学　20, 37, 38, 52
宗教的　23, 34, 111, 173
宗教的共同体　4
宗教的苦しみ　5
宗教的ケア　25
宗教的自然観　61
宗教的リアリズム　126
十字架　114, 115
終末期患者　108
主観的立場　98〜100
シュナイダー，カール　37, 48〜52
シュライエルマッハー，フリードリッヒ　99, 121
象徴機能　20, 28, 43, 44, 129, 132, 136, 143
象徴づけ　39, 53

初期の形式的操作　128
女性学　47, 48, 52
純粋理性（pure reason）　44, 45
純粋理性批判　44
神学　37, 40, 41, 53, 58〜60, 73, 81
神学的　18, 20〜23, 29, 52, 53, 62, 191, 192
人格の中心的活動　83
人間関係　120, 126, 127, 145
人生の意味　4
人権活動　68
人権教育　32
信仰　4〜6, 14, 17〜20, 23, 24, 26, 31〜33, 36〜40, 42, 43, 47, 49, 51, 54, 56〜58, 63, 70〜75, 77, 78, 80, 84, 87, 97, 99〜101, 103〜105, 107, 110, 113, 114, 117, 118, 120, 121, 123, 124, 162, 163, 166, 167, 170, 172
信仰概念　29, 31, 34, 92, 163
信仰義認　36
信仰機能　20, 21, 27, 29, 31, 33, 34, 36, 43, 44, 46, 51〜54, 63, 132, 135, 143, 163
信仰機能の7側面　52, 53
信仰機能の発達　149
信仰機能の変化　131, 164
信仰共同体　7, 32, 33, 131, 166
信仰形態　106, 120
信仰構造　29, 35, 106, 163
信仰心　110, 111, 115, 116
信仰探求　77
信仰内容　21, 29, 31, 32, 34, 36, 44, 46, 53, 54, 59, 87, 163
信仰内容の変化　33
信仰の回復（回心）　116, 117, 120, 158, 164, 165
信仰の形成（形式）　35, 53, 71, 73
信仰の成長　6, 18〜20, 33, 48, 72, 74, 81, 97, 105, 163
信仰の定義　23, 35
信仰の普遍性　35
信仰の変化　117
信仰の変革　73
信仰の本質　29, 31, 34, 35, 59

信仰の本質的側面　55
信仰発達　17, 20, 21, 31, 33, 34, 38, 39, 48, 62,
　68, 89, 95, 117, 120, 131, 156, 164
信仰発達段階　19, 20, 32, 41～43, 80, 133～135,
　138, 141, 143, 145, 148, 161, 167, 193
信仰発達の機能　128
信仰発達の支援　118
信仰発達を支援するアプローチ　164
信仰発達理論　3～7, 17, 18, 20～22, 29～31,
　33～40, 44～47, 51～54, 56, 59, 60, 62, 65
　～67, 70, 74～76, 78～81, 87, 117, 119, 120,
　127, 131, 132, 150, 160, 163～166, 191, 192
信仰物語　19
信仰理解　32, 40, 71, 81
　ファウラーの—　17, 18, 20, 31, 35, 48, 54,
　59, 77
信仰論
　ティリッヒの—　18, 25, 26, 121, 125
　ニーバーの—　18, 23, 25, 29, 30, 54, 55, 59,
　64, 71, 85, 87, 92～100, 98, 103, 117, 119,
　120, 125, 163, 164
　ファウラー—の　21, 35～37, 52, 53, 55, 56,
　58, 71, 87, 98, 103, 119, 120, 125
真実者　126
人種差別　66, 77
人種問題　70, 72
信念　6, 19, 23, 32, 71, 129, 158, 159, 165, 166,
　168, 170, 171
信頼　4, 17, 19, 20, 23～25, 30, 33, 44, 54, 57,
　58, 70, 73, 87～89, 97, 103～106, 109, 110,
　113, 114, 116, 119, 120, 122, 149, 157, 161,
　167
信頼関係　6, 23, 25, 29, 57, 58, 87, 92, 105, 110,
　111, 113～115, 141, 163～166
真理　85, 128, 172
心理学（的）　18, 27, 37, 38, 40, 51, 59, 60, 74,
　81
心理社会的発達理論　75
心理的機能　20, 31, 38～40, 43, 53, 59, 87, 95,
　119
神話的・字義的信仰　19, 168

ストライブ，ハインツ　39, 40, 62
スピリチュアリティ　14, 15, 17, 18, 36, 37, 61,
　173
スピリチュアリティの覚醒　94
スピリチュアル　76, 108
スピリチュアルケア　4～6, 13～17, 20～22,
　108, 120, 131, 150, 161, 163, 165, 166, 191
　～193
スピリチュアルケア学　14, 16, 61, 94, 133
スピリチュアルペイン　108
スペリー，レン　26, 64, 175
スミス，ウィルフレッド・キャントウェル
　23, 32
正義　69, 127
性差　47, 48
誠実さ　141
成人期　169, 171
精神的苦悩　108
精神分析的観点　49
成長　97
生得的な信仰　112
青年期　41, 73, 90, 171
聖霊　98
聖霊の力　80
聖霊の働き　76, 80
世界観　39, 53, 143, 169, 172
世界を統一する形式　20, 28, 43, 44, 129, 132,
　136, 141, 143
絶対依存の感情　99
絶対的依存　49
絶対的他者　14, 87, 99, 126
絶望　112, 127
セルマン，ロバート　27, 63, 75, 128
宣教学　40
善者　126
全人的　14
全人的側面　157
全人類的信仰　26
前操作　128
相互関係　18, 102, 125
相互的な視点　128

相互的な対人的視点　169
創造主　115
相対的　171
組織神学　52, 69, 100
組織神学者　54
祖先崇拝　61
存在者　126

〈た　行〉

第1段階目　41, 42, 46, 52, 63, 83, 128, 161, 167
対処機制　49, 50
ダイクストラ，グレイク　21, 37, 53, 55
退行　117
第5段階目　39, 41, 42, 46, 48, 54, 63, 76, 79, 128, 172, 173
第3段階目　39, 63, 79, 128, 135, 136, 138, 141, 143, 145, 148, 149, 161, 170, 171, 175
対人関係（的）　64, 99, 100, 103, 119, 135, 136, 141, 143, 149, 171
対人関係的な信仰　102
対人関係的な思考　135
対人的　122, 170
対人的視点　39, 80
第2段階目　41, 63, 83, 128, 168, 169
第二の素朴さ　173, 175
第二ヴァチカン公会議　84
第4段階目　39, 47, 48, 50, 63, 79, 128, 135, 149, 171
第6段階目　40〜42, 46, 52, 56, 62, 63, 71, 111, 118, 128, 161, 167, 174
髙木慶子　14
竹井潔　85
多元　106
多元主義　107
他者性　112
多神主義信仰　106〜109, 123
脱神話化　172
谷山洋三　25, 61, 192
堕落　55, 56, 80, 112, 116
堕落の構造　112

堕落の罪　30
単一神主義信仰　106〜109, 123
チャプレン　68, 133
ティリッヒ，パウル　3, 14, 18, 25, 26, 56, 57, 71, 73, 75, 82, 125, 126
力　21, 25, 53, 55, 91
力のイメージ　95〜97, 142, 145, 150〜157, 159, 160
忠実　103, 120, 122, 157
忠誠　17, 23, 24, 56, 57, 70, 85, 88, 89, 103〜106, 108〜110, 115, 116, 119, 122, 123, 128, 135, 141
『超』自然　35
罪（原罪）　51, 52, 80
罪人　115
知覚経験　25
超越　35, 36, 62
超越した価値と力の中心　119
超越した存在　109
超越者　35, 87
超越するものに応じる　23
超越性　112
超越的　75, 122
超越的なもの　23, 32, 95, 127
超越的な価値や力に応じる　23
超越的存在　55, 109
超越の知り方　35, 36
超自然的　115
長老派　31
直感的・投影的信仰　19, 167, 169
敵意　116, 117
敵対者　116
敵なる神　123
徹底的唯一神主義信仰　6, 20〜22, 29, 54〜56, 58, 60, 65, 71, 81, 87, 106, 109〜111, 116, 117, 119, 120, 123, 159, 163〜165
デューク大学　68
ドゥリュー大学（神学校）　69, 70
統合の信仰　19, 48, 63, 76, 172
道徳　78, 84
道徳教育　32, 79

道徳発達　38

道徳発達理論　27, 38, 42, 74, 77, 79, 81

道徳判断　39, 53, 75, 79

道徳判断の形式　20, 27, 43, 128, 132, 135, 138, 141, 145

道徳理性の定言的命令　42

東方敬信　29, 30, 34, 36, 60, 121

友なる神　123

トレルチ，エルンスト　82, 126

〈な　行〉

内的自己　14

内的歴史　101, 122

ナチュラルケア　15

二次的スピリチュアルケア　25

ニーバー，リチャード・H　6, 18, 20〜26, 29 〜31, 52, 54, 57, 58, 60, 65, 70, 71, 73, 75, 81, 82, 85, 87, 98〜116, 119〜127, 159, 163 〜165, 191

ニーバー，リチャード・R　26, 82

西脇良　26, 33, 34, 61, 62, 129, 175

日常の生と死を超えたもの　14, 18, 22

日常の生と死を超えた視点　14, 17

日常の生と死を超えた存在　15

乳児期　73

乳児期と未分化の信仰　19, 167

認識　24, 39, 45, 53, 74, 75, 77, 105, 127

認識機能　24, 74, 168

認識構造（構成）主義的発達論　34

認識の自惚れ　175

認識の枠組み　31, 74

認知機能　27

ヌーガー，クリスティーン　48

〈は　行〉

パークス，シャロン　37, 41, 42, 44〜46, 76

恥　56

罰　13

発達心理学　6, 77, 81

発達段階　33, 41, 42, 45, 46, 74, 83, 118

発達段階理論　27, 34

発達の段階的な変化　95

発生認識論　27, 44, 74, 175

ハーバード大学　70, 73〜75

ハーバード大学神学校　73, 77

バルト，カール　98, 112

反省の方法　98, 99

ピアジェ，ジャン　3, 18, 27, 44, 45, 64, 74〜77, 128

否定的な価値と力の中心　165

否定的な価値の中心　154, 155, 160

否定的な啓示　112

独り子　115

貧困　68, 81

ファウラー，ジェームス・W　5〜83, 87〜98, 102, 103, 105, 110〜114, 116〜121, 123〜127, 129, 131, 132, 135, 136, 138, 141, 143〜145, 148, 160, 161, 163〜168, 170〜172, 174, 175, 191

深い断絶　117, 124

深みにある実体　126

俯瞰　24, 94, 95

俯瞰図　91

不信　30, 55, 111, 112, 114, 115, 117, 120, 163

不信仰　54

仏教学　61

仏教思想　61

復活　114, 116

ブーバー，マーティン　24, 100〜102, 119, 121, 122

普遍化する信仰・普遍的信仰（Universalizing Faith）　6, 19〜22, 26, 32, 33, 40〜42, 46, 54, 58, 60, 63, 71, 81, 111, 118, 120, 159〜161, 163〜166, 174

〈普遍化する信仰〉に近づくことへの支援　120, 165, 166

普遍性　36

普遍的　41, 120, 128

普遍的共同体　104〜106

普遍的なもの　62

普遍的な信仰理解 41
普遍的な倫理原理 42
不変の真理 45
フロイト，ジグムンド 64
プロテスタント 36, 38, 39, 78, 79
平和 69, 70, 158
平和運動 69, 81
変革経験 30
変革的モチーフ 30
防衛機制 49, 50, 64
包括的関係 103
放ったらかし 142, 143, 153～155, 158, 160,
　　161, 165
暴力 68, 81
ホスピス・緩和ケア（の臨床，病棟） 5, 13,
　　21, 22, 35, 36, 40, 47, 49, 51, 52, 60, 61, 100,
　　103, 107, 120, 131, 163, 165, 166, 191
ホスピス 4, 6, 59, 91, 131, 133, 134, 136, 138,
　　139, 148, 149, 156, 158, 159, 161, 192, 193
ホスピス共同体 160, 161, 164
ホスピスケア 158, 165
牧会カウンセリング（学） 51, 61
牧会学 192
牧会ケア 6, 20, 22, 61, 117, 119, 131, 150, 191
牧会ケア・カウンセリング学 37
牧会ケア的アプローチ 160, 164
牧会者 51
牧会神学的 18, 33
牧会心理学 37, 48, 52
仏 5
ホワイトヘッド，アルフレッド・ノース
　　123

〈ま　行〉

マザー・テレサ 19
未解決な苦しみ 152, 154, 155, 157, 160
未解決な問題 119, 131, 164, 166
未分化の信仰 167
無意味 108, 116, 127, 155
無意味感 13, 22, 123

無価値 108, 111
無限 106
無制約的（unconditional） 57
無制約的なかかわり 127
無制約的なもの 125～127
無制約的なものへの関心 82
無制約的にかかわる神 57
無力感 157
村田久行 13, 61, 108, 124
目的（cause） 25, 89, 104, 105, 107, 108, 110,
　　120, 122, 123

〈や　行〉

唯一 106
唯一者 109, 111, 119, 129
有限 106
委ねる 24, 44, 53, 73, 80, 85, 95, 102, 122, 123
委ねる力 25
幼児期 68, 73
幼児期と社会 73
預言者 122
寄り添う 7, 16, 158, 159

〈ら　行〉

ライフサイクル 73, 77
リクール，ポール 173, 175
理性（reason） 14, 44, 46, 70, 75, 77, 79～81,
　　101
リッチュル，アルブレッド 85
理知的 25
倫理学 85
倫理神学 69
倫理的 74
ルター派 31, 80
霊性 72
霊操 41, 76
霊的 85, 108
霊的な問題 108
ロイス，ジョサイヤ 24, 104, 119, 122

老年期　73
ロヨラ，イグナチウス　41, 76, 83
論理の形式　20, 27, 43, 128, 132, 135, 149

〈わ　行〉

和解　55
枠組み（シェマ）　74
枠組み　93, 94
ワシントン大行進　72
我・汝　24, 100〜102, 119
我・それ　100, 121

〈英　数〉

Christ and Culture　64
Christian Perspectives on Faith Development
　　34, 37
Developing a Public Faith　37
Dynamics of Faith　26, 71, 82
Faithful Change　58
Faith Development and Fowler　34, 37, 76
Faith Development and Pastoral Care　58
Faith on Earth　25, 26, 64, 70, 82, 110
Manual for Faith Development Research
　　20, 39, 132
NAACP　69, 82
Stages of Faith　5, 17, 18, 22, 23, 29, 32, 33,
　　40, 48, 55, 66, 78, 98, 121, 167, 191
Stages of Forth and Religious Development
　　37
Theology in a Time of Disillusionment　64
The Philosophy of Loyalty　104
To See the Kingdom　54, 55, 64, 70, 82, 87,
　　98, 125
WHO（世界保健機関）　14, 108

Stages of Faith 索引

Introduction
   viiii 75
   xiii 17, 18

Chapter 1 Human Faith
   4 125
   4-5 82, 125
   5 70

Chapter 2 Faith, Religion and Belief
   9 23
   11 23
   14 32, 35

Chapter 3 Faith and Relationship
   16 88, 120
   16-17 70, 87, 88
   16-18 54
   17 25, 89, 92, 95
   18-19 90
   19 121
   21 118
   23 56

Chapter 4 Faith as Imagination
   24 25, 91, 93
   24-25 71
   25 24, 91
   28 25, 43, 44, 91, 93
   28-29 93
   30 91, 127
   31 93, 94

Chapter 5 On Seeing Faith Whole
   32-33 70
   33-34 71
   34 94
   38 73

Chapter 12 The Dynamic Triad of Faith
   92-93 17, 24
   96-97 121
   97 93-94

Chapter 13 Structural-Developmental
             Theories and Faith
   99-103 75

Chapter 14 Psychosocial Development and
             Faith
   106 75
   107 75
   109 83

Chapter 15 Infancy and Undifferentiated
             Faith
   119-121 26
   119-212 175
   119-213 26, 40
   121 167

Chapter 16 Stage 1. Intuitive-Protective
             Faith
   129-131 63
   133-134 168

Chapter 17　Stage 2. Mythic-Literal Faith
　139　63
　146　63
　141–142　63
　149–150　170
　153　63

Chapter 18　Stage 3. Synthetic-Conventional
　　　　　Faith
　154　41, 63
　172–173　171
　179　48

Chapter 19　Stage 4. Individuative-Reflective
　　　　　Faith
　179–180　63
　182–183　172

Chapter 20　Stage 5. Conjunctive Faith
　186　76, 83
　194　63
　197–198　174

Chapter 21　Stage 6. Universalizing Faith
　199　42
　200　46, 54, 118
　200–201　46, 174
　202　62, 63
　204　71, 111
　205　6, 20, 111

Chapter 22　Mary's Pilgrimage: The Theory
　　　　　at Work
　217–268　48
　239–257　43
　244–245　26, 63, 129
　247　49
　254–255　50
　257　50
　263　49

Chapter 23　Form and Content: Stages of
　　　　　Faith and Conversion
　273　21, 53
　274　33,118
　276　95
　276–277　95
　277　96
　277–279　96
　278　97
　281–282　96
　285　33, 95

Chapter 24　Faith on Earth
　294–296　20, 33
　295　124
　296　33, 118

〈著者紹介〉

中井珠惠（なかい・たまえ）

1972 年、福岡県生まれ。関西学院大学神学部卒業、同大学院神学研究科博士課程前期課程修了（旧約聖書学）。Church Divinity School of the Pacific / Graduate Theological Union 修了（牧会ケア・カウンセリング学）。聖学院大学大学院アメリカ・ヨーロッパ文化学にて学術博士号取得。大津市民病院緩和ケア病棟カウンセラー（2004 ～ 2008）、愛知国際病院チャプレン（2008 ～ 2016）を経て、現在、上智大学グリーフケア研究所非常勤講師、市立川西病院スピリチュアルケア・カウンセラー。

公認心理師、スピリチュアルケア師（指導）。

著書

『スピリチュアルケアコミュニケーション：生きる希望と尊厳を支える』（窪寺俊之編、聖学院出版会、2013 年）

緩和ケアにおけるスピリチュアルケア入門
　　—ファウラーの信仰発達理論を手がかりに—

2019 年 12 月 1 日　初版第 1 刷発行　　　　　　　　©Tamae Nakai

著　者　中井珠惠
発行者　松山　献
発行所　合同会社　かんよう出版
　　　　〒 550-0002　大阪市西区江戸堀 2-1-1 江戸堀センタービル 9 階
　　　　電話 06-6556-7651　FAX 06-7632-3039
　　　　http://kanyoushuppan.com　info@kanyoushuppan.com
装　幀　堀木一男
印刷・製本　有限会社 オフィス泰

ISBN978-4-906902-60-6　C3011　　　　　　　　　　　Printed in Japan